大阪府済生会中津病院 編

PCIで使い倒す
OCT/OFDI
徹底活用術

編集
大阪府済生会中津病院副院長・
循環器内科部長
志手淳也

MEDICAL VIEW

本書では，厳密な指示・副作用・投薬スケジュール等について記載されていますが，これらは変更される可能性があります。本書で言及されている薬品については，製品に添付されている製造者による情報を十分にご参照ください。

Tips and Tricks for routine use of OCT/OFDI guided PCI
（ISBN 978-4-7583-1950-8　C3047）

Editor : Junya Shite

2019. 3. 20　1st ed.

©MEDICAL VIEW, 2019
Printed and Bound in Japan

Medical View Co., Ltd.
2-30 Ichigaya-hommuracho, Shinjuku-ku, Tokyo 162-0845, Japan
E-mail　ed@medicalview.co.jp

序　文

　2005年に初めてtime domain OCTを施行し，IVUSでは見えない薬剤溶出性ステント（DES）の新生内膜が観察できたことは今でも覚えている。当初，OCTはDESのフォローアップ，不安定プラークの同定など，研究主体のイメージングモダリティであった。

　2009年からfrequency domain OCTが登場し，フレームレートの増加に伴いスキャンスピードが飛躍的に速く，画像取得が容易となり，PCIガイドとしての可能性を感じた。以後，試行錯誤を繰り返しながらOCTガイドPCIのノウハウを検討してきた。いつの日か，OCTガイドPCIがroutine toolとして皆に受け入れられることを夢見てきた。

　2012年に神戸大学医学部附属病院から大阪府済生会中津病院に赴任し，研究主体から臨床主体の勤務に変わった。メディカル，コメディカルスタッフの協力もあって，PCIの件数は徐々に増え，年間600件台となり，そのうちOCTガイドが約7割を占めるようになった。

■ 大阪府済生会中津病院におけるPCI施行件数の推移

	PCI	FD-OCT（Total）	OCT（アボット社）	OFDI（テルモ社）
2012年	363	153	153	0
2013年	462	364	310	54
2014年	454	328	274	54
2015年	532	375	307	68
2016年	614	443	302	141
2017年	655	481	295	186

　OCTは，IVUSでは取得できない数々の画像情報をもたらしてくれる。いわゆる，影絵からテレビ画像へのような進歩である。中津病院では血管造影像よりも，OCTによる冠動脈内腔マップをPCIガイドとして主に用いるようになった。これらをいかにPCIに活かすか，そして，冠動脈フラッシングによる造影剤使用量の増加をいかに抑えるかが重要と思われる。

　本書では，当院のスタッフらが培ってきたOCTガイドPCIに関するあらゆるノウハウが紹介できればと願って企画をした。

　本書が，皆様方の日常PCIに少しでもお役に立てれば幸いである。

2019年2月

大阪府済生会中津病院副院長・循環器内科部長

志手淳也

執筆者一覧

■ **編　集**

志手 淳也　　大阪府済生会中津病院副院長・循環器内科部長

■ **執筆者**

志手 淳也　　大阪府済生会中津病院副院長・循環器内科部長
木島 洋一　　大阪府済生会中津病院循環器内科副部長
名越 良治　　大阪府済生会中津病院循環器内科
上月 　周　　大阪府済生会中津病院循環器内科
柴田 浩遵　　大阪府済生会中津病院循環器内科
白樫 貴宏　　大阪府済生会中津病院臨床工学技術部

■ 大阪府済生会中津病院循環器内科（2018年11月撮影）

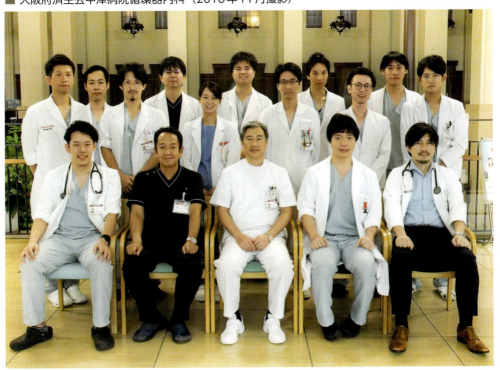

大阪府済生会中津病院 編
PCIで使い倒す
OCT/OFDI徹底活用術

目　次

I章　OCT/OFDIガイドの基礎

1　どのような患者にOCT/OFDIを使うのか？　志手淳也　2
- ▶ OCT/OFDIガイドPCIのメリット　2
- ▶ OCT/OFDIとIVUSの選択の実際　2
- ▶ まとめ　4

2　OCT/OFDIの機器，ソフトウェアの機能　白樫貴宏　5
- ▶ OCT/OFDIの機器，カテーテルの基本性能　5
- ▶ OCT/OFDIのソフトウェア機能　12

3　OCT/OFDIカテーテルのセットアップ方法　上月　周　26
- ▶ OCTのセットアップ　26
- ▶ OFDIのセットアップ方法　29
- ▶ 撮像前のセットアップ　31

4　いかに鮮明に，造影剤を少なく画像を取得するか　上月　周　32
- ▶【Tips 1】PCI前後の多方向造影は本当に必要？　32
- ▶【Tips 2】「バルーン拡張後，ステント留置後の確認造影」も本当に必要？　33
- ▶【Tips 3】OCT/OFDI直前の「テストショット」を忘れずに！　34
- ▶【Tips 4】インジェクションスピードは必要最低限で　35
- ▶【Tips 5】プルバックは必要な部分だけ　39
- ▶【Tips 6】低分子デキストランLによるフラッシュ　39
- ▶【Tips 7】ガイドエクステンションを用いる　42
- ▶ 最後に　44

5 OCT/OFDIの静止画像・動画の描出・バックアップ方法 ……………… 白樫貴宏 46

- ▶ OCTのデータ抽出方法 46
- ▶ OFDIのデータ抽出方法 48
- ▶ OCTデータのバックアップ 52
- ▶ OFDIデータのバックアップ 52

II章 OCT/OFDI ガイド PCI の実践

1 通常病変のステント留置ガイド ………………………………… 上月 周 56

- ▶ 通常の病変にOCT/OFDIを使う理由 56
- ▶ 症例1 56
- ▶ 症例2 62
- ▶ 症例3 65
- ▶ 症例4 69

2 分岐部病変 …………………………………………………………… 名越良治 74

- ▶ 分岐部病変におけるステント留置部位，ステント径，ステント選択決定のポイント 74
- ▶ OCT/OFDIの所見から側枝閉塞を予測する 75
- ▶ ステント留置後のチェックポイント 76
- ▶ OCT/OFDIの三次元（3D）画像の特徴 77
- ▶ 分岐直後の just stenting に OCT/OFDI を活用するポイント 83
- ▶ 3D画像再構築のためのOCT/OFDI撮像のTips & Tricks 83
- ▶ 最終OCTのチェックポイント 88

目次

3 石灰化病変 …… 柴田浩遵 92
- ▶ 石灰化病変のOCT/OFDI画像 92
- ▶ 石灰化の分布・厚みの評価 94
- ▶ ロータブレータが必要かどうかの判断 94
- ▶ ロータブレータバーサイズの決定方法 97
- ▶ ステント留置の適応 97
- ▶ 症例呈示 100

4 長病変 …… 志手淳也 107
- ▶ PCIストラテジーの決定 107
- ▶ 症例呈示 108

5 小血管 …… 柴田浩遵 111
- ▶ 小血管における治療のエビデンス：ステントか，DCBか？ 111
- ▶ 小血管におけるステントレスストラテジー 111
- ▶ 小血管におけるステント径の決定法 112
- ▶ 症例呈示 114

6 急性冠症候群 …… 木島洋一 120
- ▶ ACS病変観察のためのストラテジー 120
- ▶ culprit lesionに対するステント留置方法 123
- ▶ ACSの発症機序がvulnerable plaque破綻以外と考えられる場合のストラテジー 125
- ▶ ステント留置後のoptimaization 125
- ▶ 責任病変以外のTCFAの検出，各種内服薬によるvulnerable plaque安定化の可能性について 127
- ▶ まとめ 127

7 ステントフォロー・ステント再狭窄　　名越良治　**129**

- ▶ ステント留置慢性期のOCT/OFDI評価のポイント　129
- ▶ 新生内膜および再狭窄病変のOCT/OFDI所見　130
- ▶ OCT/OFDI所見に基づいたステント再狭窄病変に対する治療戦略　130
- ▶ 症例呈示　134

8 合併症対策：OCT/OFDIカテーテルがスタックした場合の対処法　　柴田浩遵　**137**

- ▶ 症例呈示　137

9 Appendix　　志手淳也　**140**

- ▶ 画像資料　140
- ▶ 新たなOPTIS™ OCT ImagingシステムAptiVue™ソフトウェアの開発　144

索引　**148**

OCT/OFDI ガイドの基礎

I

I OCT/OFDIガイドの基礎

1 どのような患者にOCT/OFDIを使うのか?

志手淳也

> **>> 徹底活用のための Point**
>
> - OCT/OFDIを徹底活用するためには,鮮明な画像を安全に取得する要領を身に付ける必要がある。
> - OCT/OFDI画像を理解し,PCIに活かす読影術を身に付ける必要がある。
> - まず,単純病変に対するPCIからOCT/OFDIガイドを始めて手技に習熟し,その後,分岐部や石灰化,長病変などの複雑病変に適応を広げていくことをお勧めする。

▶ OCT/OFDIガイドPCIのメリット

　OCT/OFDIは病変長,内腔径,表層の微細構造を迅速に,正確に評価しPCI術者に冠動脈のマップを提供する。

　IVUSでは描出困難な三次元(3D)ステント画像,ガイドワイヤーの側枝リクロスポイント,石灰化の厚みなどを描出し,PCI治療の強力な診断ツールとなる。

▶ OCT/OFDIとIVUSの選択の実際

　当院では,特殊な症例以外はOCT/OFDIをPCIガイドに利用している。

■ OCT/OFDIが特に有効な症例

①分岐部病変(☞Ⅱ章-2,p.74〜91参照)

　OCT/OFDIの3D再構築機能により,側枝入口部でのステントリンクの位置,ガイドワイヤーリクロスの位置などが評価可能である。

②石灰化病変(☞Ⅱ章-3,p.92〜106参照)

　OCT/OFDIは石灰の分布,厚さを描出しうるため,ステント留置前の病変前処置(lesion preparation)の判断指標を与えてくれる。ロータブレーション時

は切除部位および，内膜の損傷程度も判断しうる．

③長病変（☞Ⅱ章-4，p.107〜110参照）

OCT/OFDIは病変長を正確に示し，さらに主要側枝がどの位置から出ているかを示しうる．側枝入口部にステントオーバーラップがこないように配慮しながら，何mm長のステントを何本留置するかという計画を立てることが一度に可能である．

④急性冠症候群（☞Ⅱ章-6，p.120〜128参照）

OCT/OFDIは血栓，plaque rupture，石灰化結節の有無などを描出しうる．一般に，plaque ruptureがなく，ある程度内腔が確保されていればステント留置なしで治療を終了することも一法と考えられる．

⑤ステント再狭窄（☞Ⅱ章-7，p.129〜136参照）

OCT/OFDIはステント内の新生内膜を明瞭に描出し，組織性状も類推しうる．また，バルーン拡張後の内腔獲得径も測定しうる．

■ IVUSを利用する症例

①冠動脈入口部病変

OCT/OFDIによる入口部描出は困難であり，有用な画像を得にくい．また，ガイディングカテーテルを冠動脈内に無理に挿入しフラッシングをすると，入口部損傷をきたす危険性がある．

②重症心不全

OCT/OFDIを用いると，冠動脈血液除去のためのフラッシングによる容量負荷（volume overload）となるため，心不全を増悪させる危険性がある．

③腎機能低下例

OCT/OFDIではフラッシングにより造影剤使用量が増えるため，腎不全を誘発する危険性がある．しかし，最近では低分子デキストランL併用にて，造影剤の使用を減らすことは可能となっており，軽度の腎機能低下はOCT/OFDIの適応となっている．

④慢性完全閉塞（CTO）病変

ガイドワイヤーの位置や血管径を連続的に確認するため，IVUSが使用されることが多い．しかし，アンテグレードガイドワイヤーにて容易に再疎通できた場合は，バルーン拡張後にOCT/OFDIガイドにてステントを留置することもある．

CTO : chronic total occlusion

■ **通常病変に対する選択**

　一般に通常病変に対しては，OCT/OFDI，IVUSのどちらを選択してもよいと考える。

　当院では，OCT/OFDIの手技に慣れており，スピーディに手技が行われること，正確なステントサイジングおよびステント留置後の詳細な病変形態評価が可能なことより，OCT/OFDIがもっぱら選ばれている。

まとめ

　OCT/OFDIは分岐部病変，石灰化病変に特に有用であるが，通常病変においても正確にステント留置を補助しうるイメージング装置である。しかし，冠動脈内をフラッシングすることが困難な冠動脈入口部病変，重症心不全例は避けるべきである。

I OCT/OFDIガイドの基礎

2 OCT/OFDIの機器，ソフトウェアの機能

白樫貴宏

>>徹底活用のための **Point**

- OCT/OFDIにはPCIガイドに有用な多くの機能が搭載されている。
- 冠動脈病変のマップとして，ステントサイジングガイドに有用なLumen Profile Display (OCT，アボット社)および縦画面補正縦断像(OFDI，テルモ社)がある。また，ステント留置部位のガイドとして有用なアンギオ同期機能がある。
- ステントアポジションの程度評価としてApposition Indicator(OCT)，治療前後の比較表示として二画面シンクロナイズドモード(OFDI)がある。
- 分岐部ステンティングのガイドとして，三次元(3D)再構築機能がある。

OCT/OFDIの機器，カテーテルの基本性能

OCT/OFDIの基本的な特徴として，①機器，②基本画像，③カテーテル，④コンソールのスペック，⑤その他について概説する。

■ OCT (アボット社製)
①機器

OCTは，長い開発の歴史と臨床使用実績をもっている。

現在販売されているOCTの種類は，アンギオ装置にOCTが組み込まれたOPTIS™ Integrated Systemと，システムの移動が可能なOPTIS™ Mobile Systemの2種類がある（図1）。

②基本画像

OCTはGolden Image™を採用している（図2）。

③カテーテル

Dragonfly™ OPTIS™の特徴を示す（図3, 4）。

◆ 有効長：135cm

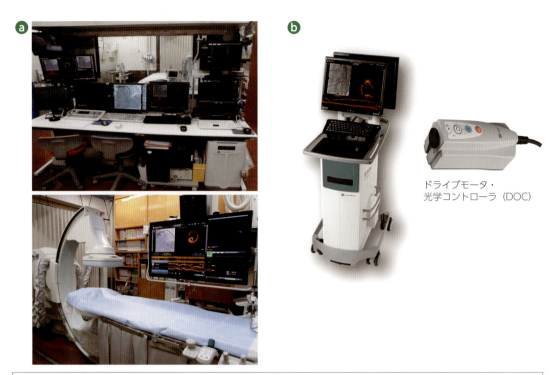

図1 OPTIS™ Integrated System（a）とOPTIS™ Mobile System（b）

（アボット社提供）

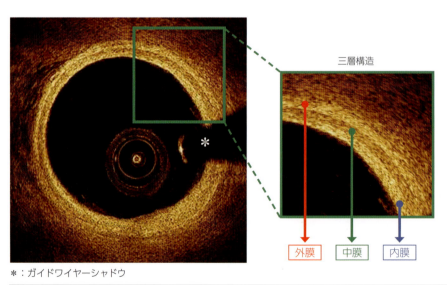

＊：ガイドワイヤーシャドウ

図2 OCTの正常血管像

（アボット社提供）

◆ 外径：2.7Fr/3.2Fr
◆ 親水性コーティング
◆ デュアルルーメンのシース構造

2 OCT/OFDIの機器，ソフトウェアの機能

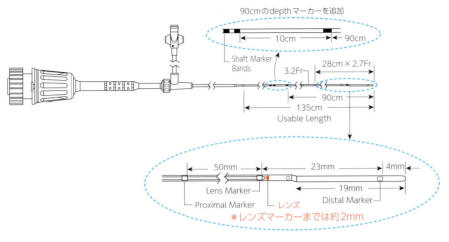

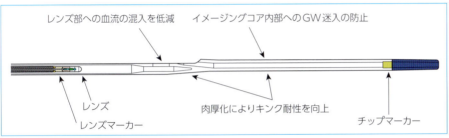

図3 OCTカテーテル（Dragonfly™ OPTIS™）の特徴

（アボット社提供）

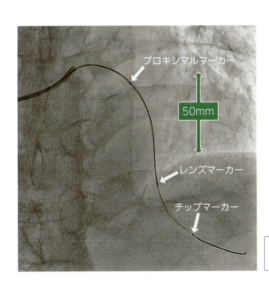

図4 Dragonfly™ OPTIS™の3つのマーカー

④コンソールのスペック

OCTのスペックを示す（**図5，表1**）。

- ◆ フレームレート：180 frames/sec
- ◆ プルバックスピード：Stationary 静止モード，18mm/sec，36mm/sec
- ◆ フレーム間隔：10 frames/mm（18mm/sec），5 frames/mm（36mm/sec）

a OPTIS™のパラメータ

パラメータ	OPTIS™シリーズ	
	Survey Pullback（75mm）	Hi-Res Pullback（54mm）
フレームレート	180 frames/sec	180 frames/sec
プルバックスピード	36 mm/sec	18 mm/sec
フレーム間隔	5 frames/mm	10 frames/mm
プルバック長	75 mm	54 mm
プルバック時間	2.1 sec	3.0 sec
造影剤（最大）	14〜4 mL/sec	14〜4 mL/sec
ファイルサイズ	375 frames 375 MB	540 frames 540 MB

b Survey Pullback：75mm

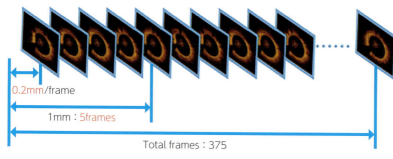

c Hi-Res Pullback：54mm

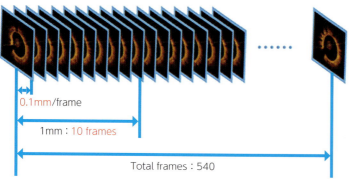

Stationary（静止記録）：最大6秒間の記録

図5 OCTコンソールのスペック

（アボット社提供）

◆ プルバック長：54mm，75mm

　Survey pullback modeでレンズマーカーから7mm，High-resolution modeで54 mm長のスキャンが可能である。そのため，レンズマーカーとプロキシマルマーカーの距離が50 mmであるのが，スキャンされる部分の推定に有効である

2 OCT/OFDIの機器，ソフトウェアの機能

表1　OPTIS™のプルバック設定

	Survey Pullback (75mm)	Hi-Res Pullback (54mm)	Stationary (静止記録)
特徴	・ステントのlanding pointやサイズの決定に有用	・ステント留置後のステントストラットの分布/オーバーラップなどの観察に有効	・レンズ位置はそのままで，最大6秒間の記録が可能
	・pre-PCIにおけるLumen Profile画面を用いたステントプランニングでの使用を推奨	・分岐部，側枝，複雑な解剖学的形態の描出	・レンズを高速回転させずに撮影（ライブ状態で撮影）
使用例	・pre ・final	・post（ステント留置後） ・(3D) 構築時	・適宜 ・同じ部位を連続的に観察

（アボット社提供）

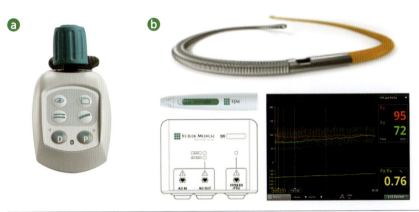

図6　OCTのテーブルサイドコントローラ（a）とワイヤレスFFR測定機能（b）

（アボット社提供）

（図4）。

⑤その他
◆ テーブルサイドコントローラ（図6a）にて，術者が術中に清潔野でOCTの操作を行うことが可能となる。
◆ ワイヤレスの冠血流予備量比（**FFR**）測定機能（図6b）が搭載されている。

FFR：fractional flow reserve

■ OFDI（テルモ社製）
①機器
　LUNAWAVE™は，2013年4月から日本で販売され，2017年10月よりVer 1.2にバージョンアップされている（図7）。

②基本画像
　OFDIでは，解像度の高さをより引き出すためにグレースケール（白黒画像）を採用している（図8）。

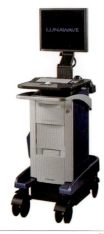
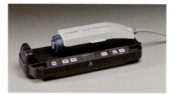

モータドライブユニット（MDU）

図7 LUNAWAVE™

（テルモ社提供）

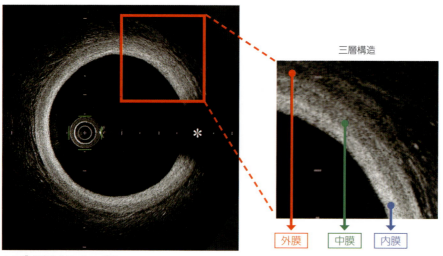

三層構造

外膜　中膜　内膜

＊：ガイドワイヤーシャドウ

図8 OFDIの正常血管像

（テルモ社提供）

③カテーテル

FastView™カテーテルの特徴を示す（**図9**）。

◆ 有効長：137cm
◆ 先端：2.6Fr/3.2Fr
◆ proven hydrophilic coating（優れた病変通過性）
◆ Well-balanced Flexible Shaft
◆ プライミング不要（Easy Set-up）
　✓ Optic Fiber Lumen先端が盲端
　✓ Bubble Artifactが出ないことによる画質の向上

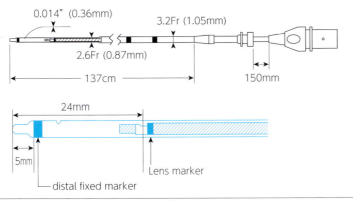

図9 OFDIカテーテル（FastView™）の特徴

（テルモ社提供）

④ コンソールのスペック

OFDIのスペックを示す（**表2**）。

◆ フレームレート：158 frames/sec
◆ プルバックスピード：20mm/sec，40mm/sec（5mm/secごとに任意に変更可能）
◆ フレーム間隔：7.9（20mm/sec）・3.9（40mm/sec）frames/mm
◆ プルバック長：最長150mm

IVUSとのスペックの比較を**図10**に示す。

以上が，OCT/OFDIの基本的な性能である。

後述（p.12〜25）の「OCT/OFDIのソフトウェア機能」で示される内腔径や病変長は誤差が少なく，PCIガイドとして信頼できるが，Angio Co-Registrationでの病変位置表示は，心拍動や重なる冠動脈枝のため，しばしば不正確となる。
プルバックスタート時からの距離や側枝の入口部を参考に，慎重に病変部位を判断する必要がある。

表2 OFDIコンソールのスペック：プルバックスピードとフレーム間隔

プルバックスピード (mm/sec)	LUNAWAVE™ 158 frames/sec	フレーム間隔 (frames/mm)
5	0.03 mm	31.6
10	0.06 mm	15.8
15	0.09 mm	10.5
20	0.13 mm	7.9
25	0.16 mm	6.3
30	0.19 mm	5.3
40	0.26 mm	3.9

	アボット社製 OPTIS	テルモ社製 OFDI	IVUS
解像度（Axial）	12〜15 μm	10〜20 μm	100〜200 μm
解像度（Lateral：3mm）	19 μm	20 μm	200〜300 μm
フレームレート	180 frames/sec	158 frames/sec	30 frames/sec
ライン数/フレーム	500	500	256
プルバックスピード（default）	18・36 mm/sec Stationary	0・20・40mm/sec（5mm/secごと変更可能）	0.5〜1.0mm/sec（9.0mm/sec）
最大スキャン径	10 mm	10 mm	15 mm
浸達度	1〜2 mm	1〜2 mm	〜10 mm
血流の除去	必要（造影剤）	必要（造影剤）	不要

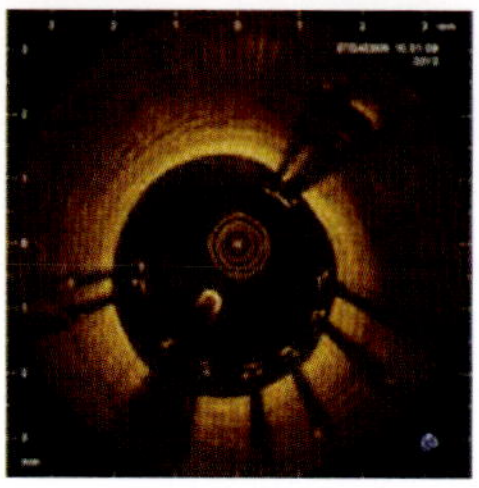

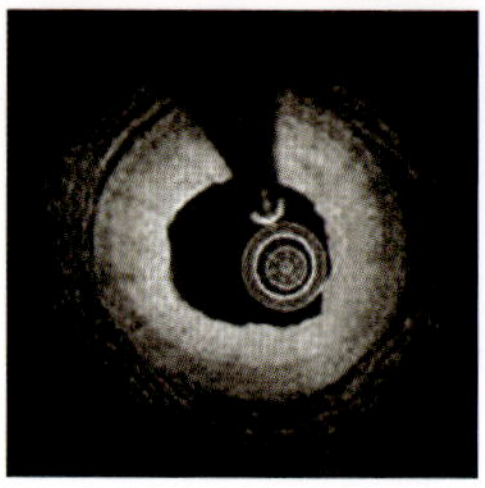

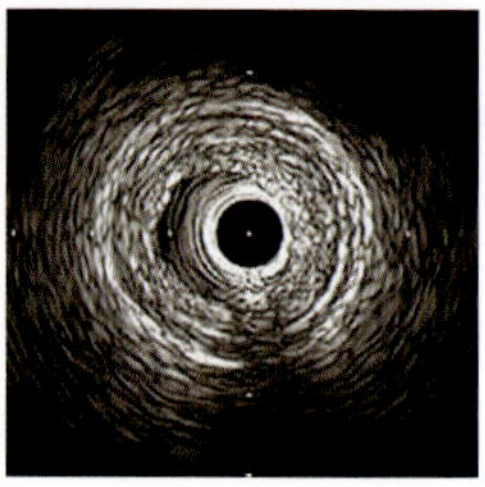

図10　OCT/OFDIとIVUSのスペックの比較

（アボット社・テルモ社提供）

OCT/OFDIのソフトウェア機能

OCT/OFDIの機能について，それぞれ説明する。

■ OCTソフトウェア機能

①自動計測と連続キャリブレーション

プルバック終了後，瞬時に計測結果を表示し，フレームごとにキャリブレーションを実施する（**図11**）。

②Lumen Profile Display（図12）

全フレームにおける内腔境界の自動検出を行い，内腔面積，平均径，面積狭窄率（**%AS**），径狭窄率（**%DS**）の自動計測と，最小血管内腔面積（**MLA**）フレームを自動マーキングすることが可能である。さらに，血管全体の内腔面積または平均径の変化をLumen Profileとして表示するため，内腔の狭い部位を容易に確認できる。また，血流の除去が不十分もしくは複雑な内腔形態の場合は内腔トレースの精度が低くなり，赤色表示されるため，同部分の確認，修正が必要となる。このAuto Lumen Profile Displayを用いることにより，ステントのdistal/proximal landing zoneを迅速に選択可能とするため，ステントサイズの選択に有用である。

%AS：percent area stenosis
%DS：percent diameter stenosis
MLA：minimum lumen area

2 OCT/OFDIの機器，ソフトウェアの機能

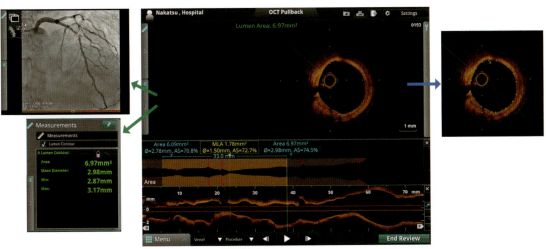

- ピンアイコンをクリックすると計測パネルを開いた状態で固定
- ［Lumen Contour］を［On］にすると，内腔境界線が表示

図11　自動計測と連続キャリブレーション：収納型の計測パネル

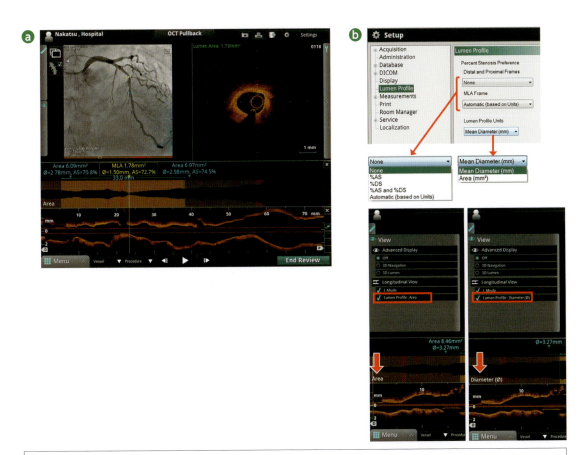

図12　Lumen Profile Display

a：Lumen Profile Display機能
b：［Setup］の項目として［Lumen Profile］を追加し，画面に単位を選択して表示．

③アンギオ同期機能（Angio Co-Registration, 図13）

　観察しているOCT画像が，アンギオ画像上のどの病変に相当するかをわかりやすく表示する機能である。OCT機械に取り込まれたアンギオ画像上のOCTカテーテルのレンズマーカーをマニュアルトレースすることにより，容易に表示される。

中津スタイル　ここが コツ

「アンギオ同期を成功させるコツ」
　血管の短縮や側枝の重なりが最小限になるViewで撮像し，さらに，血管撮像はOCTプルバックが完了するまで続けるのがコツである。
　原則として
◆ 左冠動脈前下行枝：右前斜位 頭側30度，または正面 頭側30度
◆ 左冠動脈回旋枝：正面 尾側30度
◆ 右冠動脈：左前斜位45度，または正面 頭側30度
のViewを選択する。

④ OPTIS™ Stent Optimization Software

　ステント留置前後や分岐部などの複雑なPCI症例における治療方針決定に役立つ。
　その主な機能は，（1）Stent Roadmap，（2）Stent Display & Apposition Indicator，（3）3D Bifurcation Mode，（4）3D Navigation Modeである。

(1) Stent Roadmap

アンギオ同期画像とLumen Profile Displayを連動して表示する機能である。
　Auto Lumen Profile Display上で決定したステント留置部位に相当する部位をアンギオ画像上に表示することにより，実際のステント留置時のガイドとして使用することができる（図14）。

(2) Stent Display & Apposition Indicator

　Stent Displayモードとは，自動認識により，ステントストラットを白色として強調表示する機能であり（図15a），Apposition Indicator機能は，ステントの不完全密着（マルアポジション）の距離を定義する機能である（図15b）。
　本機能では，自動認識したステントストラット表面から血管内腔トレースまでの距離を計測して3段階に色分けする。基本設定は，マルアポジションの距離が＜200μmで水色，＞200，≦300μmで黄色，＞300μmで赤色に表示されるように設定されているが，この境界値は変更可能である（図15b）。

2 OCT/OFDIの機器，ソフトウェアの機能

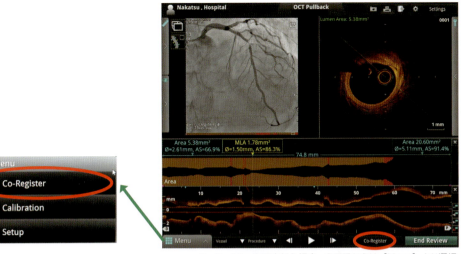

Co-Registerを再度行う場合，2回目からは［Menu］より選択

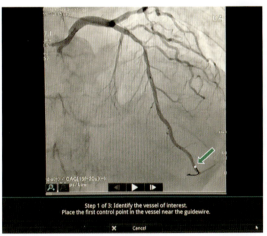

①ガイドワイヤーの放射線不透過部の上，または付近の対象血管をクリックする（→）

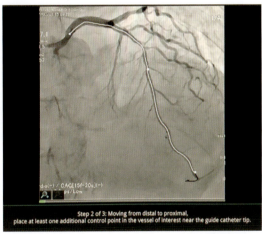

②必ずdistal側からガイディングカテーテルまで最低2カ所をクリックをする

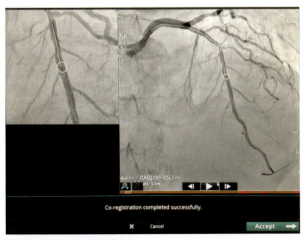

③同期できているかを確認する

図13 アンギオ同期（Angio Co-Registration）の方法

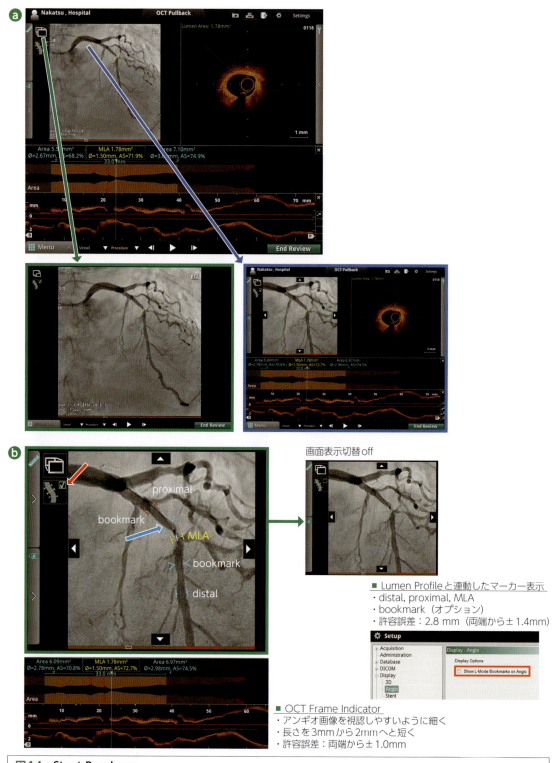

図14 Stent Roadmap

a：→ アンギオ同期画像を主表示とする。→ アンギオ同期画像のズームアップ表示。
b：→ 画面表示のon/off切替。→ OCT Frame Indicator。

2 OCT/OFDIの機器，ソフトウェアの機能

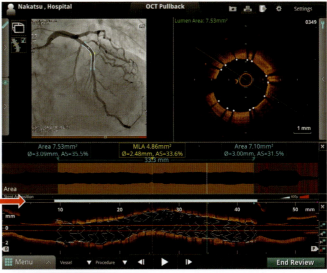

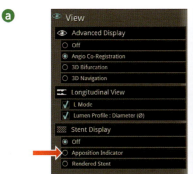

ステントアポジションの情報を
4カ所に表示
1. Stent Roadmap
2. Apposition Indicator bar
3. OCT画像
4. L-mode
　※画面にステントを表示させるために
　　は［Rendered Stent］を選択

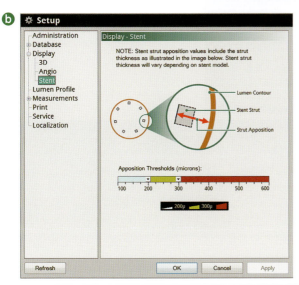

- ステントストラット表面から血管壁を自動計測
- 初期設定
  ・＞300μm：赤色
  ・＞200μm：黄色
  ・＜200μm：水色
- 水色と赤色の設定値を合わせると，2色のみで表示可能
- 金属製ステントのみ対応

図15　Stent Display機能とApposition Indicator機能

a：Stent Display Apposition Indicator　　**b**：Apposition Indicatorの設定

（アボット社提供）

ステントアポジション情報は，Stent Roadmap，Apposition indicator bar，OCT画像，L-modeの4カ所に表示される（図15a）。

（3）3D Bifurcation Mode

3D Bifurcation表示は，分岐部病変治療に特化した機能である。

3D Bifurcationの表示に切り替えると，現在のOCTフレームの最も近い側枝を中心にして表示される（図16）。

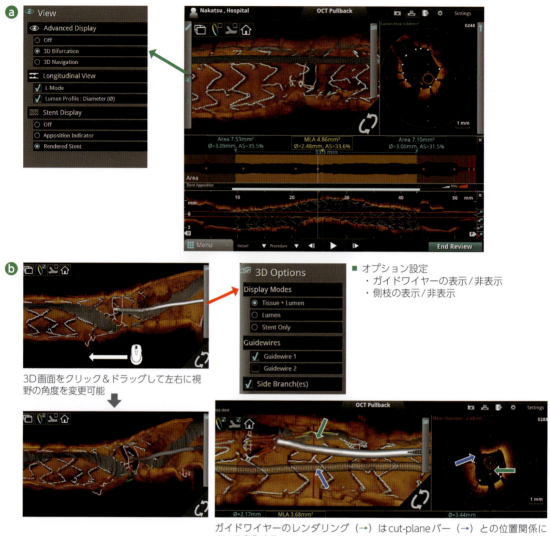

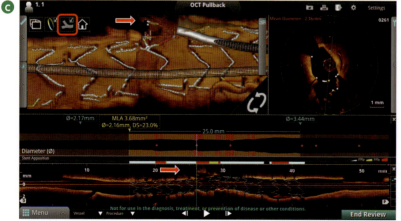

図16　3D Bifurcation Mode

a：3D Bifurcation Mode機能　b：視野の変更　c：Carina view

3D Bifurcation表示は，約1.5mm以上の径の側枝を自動認識してLumenとL-mode画面にドットと点線で表示するが，約1.5mm以上の側枝が検出されない場合は，Bifurcation Modeは表示されない．

(4) 3D Navigation Mode

3D Navigation表示は以前のバージョンより解像度を倍に向上し，それぞれの自動認識Objectを［Options］メニューで表示切替が可能となった．3D NavigationのFlythrough表示は血管内から見る表示であり，表示方向は近位から末梢か，その逆に設定も可能である．

これらのmodeでは，二次元（2D）断面画像での計測または編集は不可能であり，Zoom-in/outは，三次元（3D）画像領域でのマウスの右クリック＆ドラッグで可能である．また，［Reset view］ボタンで視野角度を初期設定にリセットすることもできる（図17）．

■ OFDIソフトウェア機能

OFDIソフトウェアは，Ver 1.0が2012年にヨーロッパで発売されて以来，機能の追加・改善が行われ（表3），2019年2月現在，Ver 1.2（2017年10月バージョンアップ）が最新版である（表4）．

①縦断面補正表示

Ver 1.2へのバージョンアップで自動キャリブレーション補正が行われ，OFDI記録終了後にOFDIカテーテルの外側を検出して全フレームを補正し，全フレーム内腔トレースが可能となった．

縦断面補正表示は，この全フレーム内腔トレースで求められた重心点を基に長軸表示したものであり，OCTのLumen Profile Displayと同等のものを表示する（図18）．

すべての内腔の計測の自動化によりステントランディング位置を決定することができ，distal計測マーカー，proximal計測マーカーを移動させるだけでステントサイジングに必要な内腔径，ステント長，MLAが判定できる（図18）．

②アンギオ同期機能（Angio Co-Registration）

Ver1.2へのバージョンアップにより，高解像度（デジタル）のアンギオ画像をOFDIの機械に取り込めるようになり，その部分にレンズマーカー強調表示機能が付き，レンズマーカー位置の認識がしやすくなった（図19a）．

この機能は，on/offが可能で，レンズマーカー強調後はAngio jump機能として，アンギオ上確認したい部位をマウスでクリックすると，OFDI上の位置を予測して表示することができるものである（図19b）．

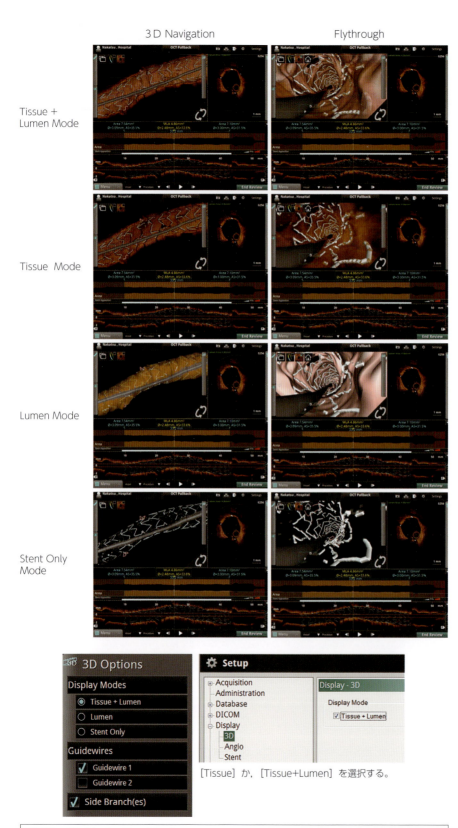

図17　3D Navigation Mode

表3　OFDIソフトウェアの歴史

LUNAWAVE™ Ver 1.0（2012年）
↓　アンギオ同期機能（Angio/OFDI Synchronization）
LUNAWAVE™ Ver 1.1（2014年）
↓　・ステント/ガイドワイヤー強調 　　・オンライン3D-OFDI
LUNAWAVE™ Ver 1.2（2017年10月）
・OFDIガイドワークフローの改善 ・アンギオ同期 ・ユーザビリティ ・3D改良

表4　LUNAWAVE™ Ver 1.2（2017年10月）の変更点

LUNAWAVE™		Ver 1.2	Ver 1.1
病変診断の簡略化	アンギオ同期	Yes（高解像）	Yes
	レンズマーカー強調	Yes	No
	Angio jump	Yes	No
ステントサイジングの簡略化	長軸表示の工夫	Yes（内腔中心縦断面）	No
	全フレーム内腔トレース	Yes	No
	指定範囲内MLA表示	Yes	No
	自動キャリブレーション補正	Yes	No
分岐部治療ガイド	3D再構築	Vessel, Carpet view	Vessel, Carpet view
	ステント強調（3D）	Yes（新アルゴリズム）	Yes
高度石灰化病変治療評価	二画面再生	Yes（MLA表示）	Yes

（テルモ社提供）

③二画面表示機能（Synchronized mode）

　記録した2つのプルバック・データを二画面にてシンクロ再生が可能であり，治療前後の状態を比較するのに大変便利である。Ver 1.2へのバージョンアップにより，MLA表示や動画の出力も簡便となった。

　当院ではロータブレータ切除前後やステント留置前後の比較に利用している（図20）。

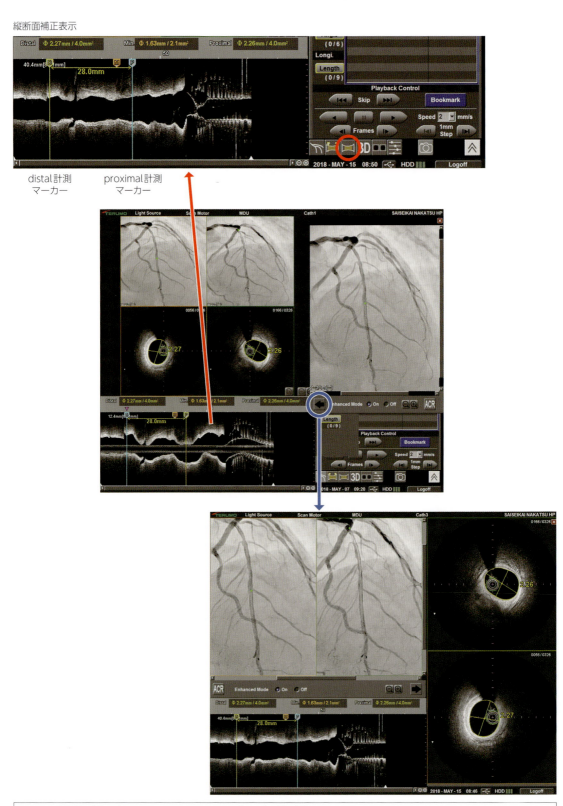

図18　縦断面補正表示によるステントサイジングの簡略化

2 OCT/OFDIの機器，ソフトウェアの機能

ⓐ レンズマーカー強調手順

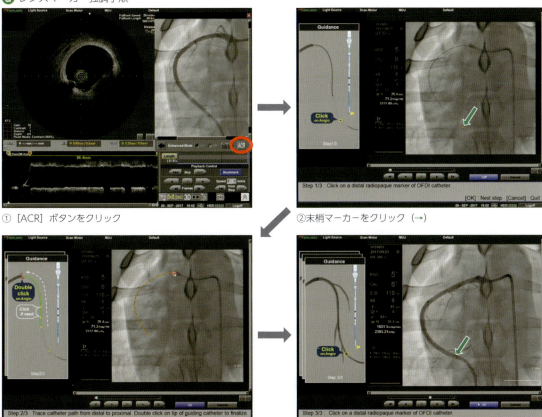

① ［ACR］ボタンをクリック

② 末梢マーカーをクリック（→）

③ ドライブシャフトをなぞるように適宜クリックし，ガイディングカテーテル端でダブルクリック

④ 再度末梢マーカーをクリック（→）

ⓑ Angio jump機能

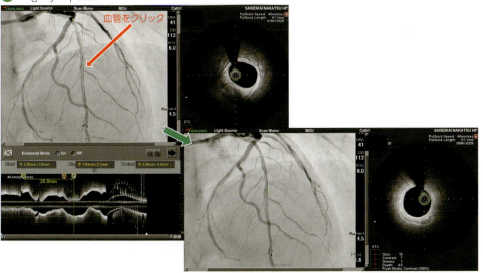

アンギオ上の位置を予測してOFDIのフレームがジャンプ

図19　アンジオ同期機能（Angio Co-registration）

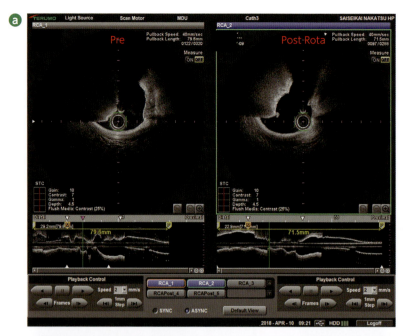

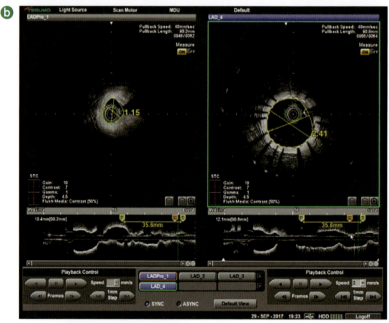

図20 さまざまな二画面表示機能

a：ロータブレータ切除前後　b：ステント留置前後

④3D画像再構築機能（3D reconstruction）

3D画像再構築機能には，Vessel viewとCarpet viewの2つの表示機能があり，Ver1.2へのバージョンアップにより，3D再構築に新アルゴリズムが採用された。これは，ステントとガイドワイヤーの強調を改善したものであり，3D画像が最適化されており，さらに3Dイメージの操作性も容易になった（図21）。

2 OCT/OFDIの機器，ソフトウェアの機能

ⓐ 3D画像改良

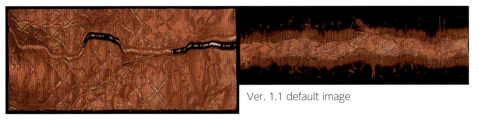

Ver. 1.1 default image

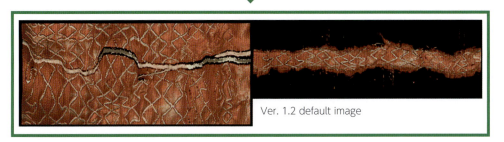

Ver. 1.2 default image

ⓑ Vessel view

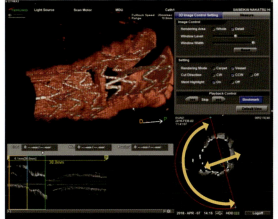

血管形状を捉えやすい

ⓒ Carpet view

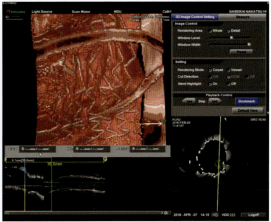

ステント全体像を描出することによりステントリンクの位置同定が容易となり，ガイドワイヤーの通過位置との関係も理解しやすい

図21 3D画像再構築機能（3D reconstruction）

Advice

OCT/OFDI画像を操作，解析する補助スタッフが確保できない場合は，OCTのテーブルサイドコントローラやOFDIのマウスを用いることにより，術者自身が操作，解析することが可能となる。

コンピュータ処理能の向上により，OCT/OFDIのソフトウェアは著しく進歩している。その機能を十分活用すれば，PCI前の病変評価，ステント留置が容易にスピーディに行うことが可能となる。

ぜひOCT/OFDIの多くの機能を理解し，PCIに活かしていただきたい。

I OCT/OFDI ガイドの基礎

3 OCT/OFDI カテーテルのセットアップ方法

上月　周

> **>>徹底活用のための Point**
> - OCT カテーテルは，カテーテル内の造影剤が潤滑油の役割を果たすため，カテーテル内に造影剤を満たしてから，ドライブモータ・光学コントローラ(DOC)に接続する。
> - OFDI カテーテルでは，モータードライブユニット(MDU)との接続の際にカテーテルを斜めに挿入すると破損するので，注意が必要である。

▶ OCT のセットアップ

　現在使用されている OCT カテーテルは Dragonfly™ OPTIS™ である。閉鎖型ではなく，カテーテル内に造影剤を満たす必要がある。

　当院では，セットアップを確実かつ迅速に行うために，メーカー推奨とは違う手順でセットアップを行っている。

〈セットアップに必要な物品〉
- ◆ 造影剤入りのシリンジ
  （専用 3mL シリンジ＋補充用 20mL ロック付きシリンジ）
- ◆ ヘパリン加生理食塩水（以下，ヘパ生）入りのシリンジ
- ◆ 三方活栓

■ ステップ 1：ドライブモータ・光学コントローラ (DOC) の受け取り

　滅菌カバーの端を介助者にわたし，DOC をその中に挿入してもらう。DOC を直接触らないように受け取り，コードを滅菌カバーで覆う。この際，DOC 保護キャップを外し，DOC 裏面に固定しておくのを忘れないようにする（図 1）。

DOC：drive motor optical controller

■ ステップ 2：カテーテル内造影剤フラッシュ（図 2）

　フラッシュルーメンに三方活栓および専用 3mL シリンジを接続し，カテーテル内を造影剤で満たす。造影剤補充用に 20mL シリンジを接続していると，造影

3 OCT/OFDI カテーテルのセットアップ方法

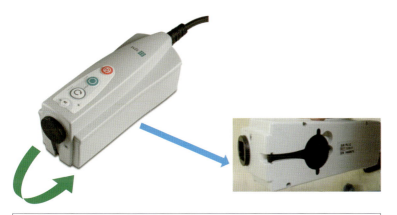

図1　DOCの受け取り

DOCを滅菌カバー内に入れる前に保護キャップを外して，裏面に固定するのを忘れないようにする。

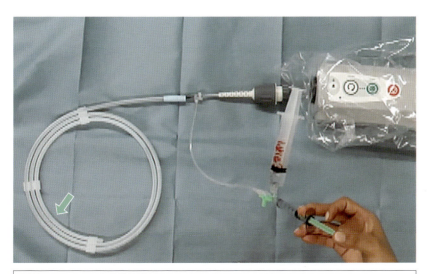

図2　カテーテル内造影剤フラッシュ

造影剤が先端に到達すれば，フープ越しに確認することができる（→）。

剤補充時にエアーが混入しないため便利である。カテーテルをフープから取り出して注入したときよりも抵抗が若干強くなる。フープ越しにdistalチップより造影剤が出てくるのが確認できれば完了である（図2→）。

ただし，ステップ3（フープ内をヘパ生で満たす）を先に行った場合は先端チップからの造影剤漏出が見えにくいため，カテーテルをフープから取り出して確認する必要がある。フラッシュが終わったら三方活栓でロックし，造影剤を補充しておく。

三方活栓を挟む理由は，
①血管内において，カテーテル内への血液の逆流を減らすため

27

②シリンジ内の造影剤がなくなったときに，エアーの混入なく追加できるようにするため

である．

このステップはステップ4（カテーテルをDOCに接続する）の前に行わないと，カテーテル断線のリスクとなる．

■ ステップ3：フープ内ヘパ生フラッシュ（図3）

フープの末梢端よりヘパ生をフラッシュする．カテーテルをヘパ生で拭くだけでも十分であるが，手技の途中でフープにカテーテルを収納する際，ヘパ生でフープ内を満たしておくと，収納が容易であるため，当院ではフープごとフラッシュするようにしている．

■ ステップ4：DOCの接続

滅菌カバーのプラスチックリングをDOC接続部に合わせ，OCTカテーテルを差し込む．差し込み部は正方形になっており，どの角度で差し込んでも問題ない．奥まで差し込んだら，時計回りに90度回し，固定する．

メーカーはフープ内でヘパ生をフラッシュ（ステップ3）し，OCTカテーテルをフープから取り出した状態で，カテーテル内を造影剤で満たす（ステップ2）ように推奨している．これは，カテーテルの先端まで確実に造影剤が満たされているのを確実に目視で確認し，エアーの冠動脈内への混入を防ぐためである．

フープ内が乾燥している状態で造影剤をフラッシュする当院の方法であれば，造影剤でカテーテルが満たされている様子が，フープ越しではあるものの確実に

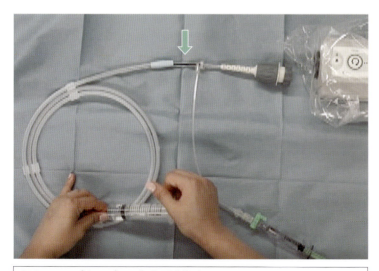

図3　フープ内ヘパリン加生理食塩水フラッシュ

カテーテルを少しフープから出しておくことがポイント（→）．

確認でき，また，セットアップ完了後，OCTを使用するまでの間，カテーテルをフープより出し入れせずに収納した状態で待機することができる。

>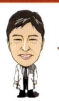
> **中津スタイル ここがコツ**
>
> 「カテーテルのフープ出し入れの省略」
> OCTではカテーテルをフープから出さずにそのまま収納したままで，カテーテル内に造影剤を充填すれば，カテーテルのフープ出し入れの作業を省略できる。

▶ OFDIのセットアップ方法

現在OFDIで使用されているのはFastView™である。カテーテル内が閉鎖腔となっており，造影剤フラッシュが不要なため，セットアップは簡便である。

〈セットアップに必要な物品〉
◆ ヘパ生入りのシリンジのみ

■ ステップ1：ホルダーチューブ内ヘパ生フラッシュ

OCTと同様である。

■ ステップ2：モータードライブユニット（MDU）の受け取り

MDUには，OCTと異なり保護キャップがないため，そのまま滅菌カバー内にMDUを受け取り，アダプターを接続する。OCTやIVUSよりも重いため，注意が必要である。

MDU：motor drive unit

■ ステップ3：MDUへの接続（図4）

カテーテルの黒矢印が真上にくるようにMDUに差し込む。奥まで入ったら時計回りに回し，接続インジケーターが点灯するのを確認する。

滅菌カバー上の◯シールをクランプ部に合わせ，カテーテルのユニットコネクターを接続し，［Auto Forward］ボタンを押し，スキャナーが手前までくればセットアップは完了である。

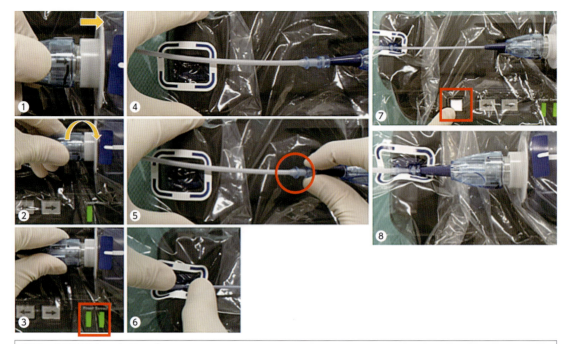

図4　OFDIのセットアップ

①矢印を上に向けてMDU内にカテーテルを挿入（小刻みに動かしながらゆっくり挿入するのがコツ）。
②中のばねを押しながら時計回りに回す。
③接続インジケーターが点灯（□）。
④カバー上の□シールをMDU左端のクランプ部分に合わせる。
⑤カテーテルのスライド部分を左に移動させる（○）。
⑥MDUに固定する。
⑦［Auto Forward］ボタンを押す（□）。
⑧セットアップ完了。

(テルモ社提供)

　OFDIカテーテルの光ファイバーは接続角度が決まっている。向きを補正する回転機構が備わっているが，強く押せばカテーテルの接続部とMDUの接続部の角度が合う前にカテーテルがMDU内に侵入してしまい，そこでスタックしてしまう。
　一度スタックしてしまうと，自力で取り出すことは不可能である。テルモ社の技術担当者による部品交換が必要となり，その間，OFDIは使用不可能となってしまう。
　筆者もわずかなずれのみでスタックしてしまった経験がある。これを防ぐために，当院では細かく左右に動かしながら挿入するようにしている。

撮像前のセットアップ

OCTカテーテルを冠動脈内にもち込む前には，毎回必ず，造影剤をフラッシュする必要がある．カテーテルルーメン内に血液が混入している状態では，適切な画像の取得が行うことができない（図5）．

OFDIは閉鎖腔になっているため，この心配はない．

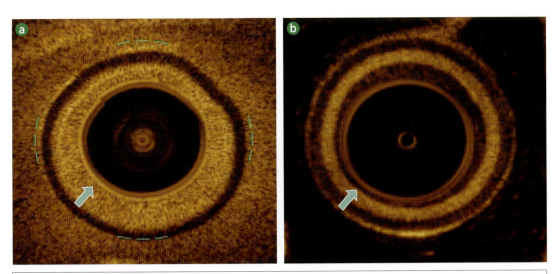

図5　スキャン直前の画像

a：血流の混入　b：フラッシュ後
血液がカテーテル内に混入した場合，a→のように高輝度帯が太くなる．適切な撮像ができないため，造影剤を再度フラッシュし，b→のように高輝度帯が細い状態であることを確認し撮像する．

（アボット社提供）

I OCT/OFDI ガイドの基礎

4 いかに鮮明に，造影剤を少なく画像を取得するか

上月　周

> >>徹底活用のための **Point**
>
> - OCT/OFDIの鮮明な画像を取得するには，冠動脈の血液をしっかりと除去する必要がある。
> - 造影剤使用量を減らすには，ガイディングカテーテルをしっかりとエンゲージさせ，必要な部分だけをスキャンすることと，冠動脈造影とOCT/OFDI撮像を同時に行うように努める。
> - 低分子デキストランLをフラッシングに使うことにより，さらに造影剤使用量を減らすことができる。

「OCT/OFDIでは造影剤の使用量が増えるから使わない」
「せっかく造影剤を使っても，きれいな画像が取れないから使わない」

　OCT/OFDIガイドPCIを忌避する理由としてよくいわれることである。事実，OCT/OFDIの観察には赤血球の除去が必要であり，血球除去には造影剤を使用することが多い。また，血球除去が不十分であれば評価に耐えない画像となる。これは，病変部にカテーテルを位置させれば観察できるIVUSとは大きく異なる点である。

　筆者らも，OCT/OFDIガイドPCIの開始当初はこのように感じていた。しかし，さまざまな工夫をすることで，造影剤使用量を増やすことなく，確実に鮮明なOCT/OFDI画像を取得し，より精度の高いPCIを行うことができるようになっている。

　本項では，「鮮明なOCT/OFDI画像を，造影剤使用量をできるだけ増やさずに取得する」ためのTipsを紹介する。

▶【Tips 1】PCI前後の多方向造影は本当に必要？

　通常，多くの施設で，PCI開始時および終了時にガイドワイヤーが入っていな

い状態での多方向造影が行われる。OCT/OFDIガイドPCIにおいては，このPCI開始時・終了時にOCT/OFDI画像取得と冠動脈造影を兼ねて同時に行うことが多い。

特に，前もって冠動脈造影が行われている待機的PCI症例においては，診断カテーテル時に撮影された冠動脈造影の画像を参考にガイドワイヤーを通過させ，OCT/OFDIの撮影と冠動脈造影を同時に行う。PCI終了時も，PCI中ガイドワイヤーが奥まで入りすぎて起こるガイドワイヤー穿孔の可能性がある症例や，末梢が屈曲しておりガイドワイヤーによって引き延ばされている，いわゆるアコーディオン現象になっている症例以外では，必ずしもガイドワイヤーを抜いての冠動脈造影を行わなくてもかまわないと考えている。

OFDIはカテーテル全体が太いため，小血管においては造影の邪魔になる場合があるが，OCTはカテーテルが細いため，OCTカテーテルが入った造影でも，通常の冠動脈造影と遜色のない画像が得られる。また多方向造影は，そもそも冠動脈を三次元（3D）的に評価するために行われるものであり，OCT/OFDIで血管内部から冠動脈を3Dで評価している以上，必ずしも必要ではない。

ただし，定量的冠動脈造影を行う治験症例などでは，ガイドワイヤーやOCT/OFDIカテーテルが邪魔になり正確な計測が行えないため，プロトコールに従い，ガイドワイヤーを抜いた状態で多方向造影を行う。

▶【Tips 2】「バルーン拡張後，ステント留置後の確認造影」も本当に必要？

筆者が研修医時代に習ったIVUSガイドPCIの手順は（A）の通りであった。おそらく，多くの施設でも同様の手順と思われる。

(A) IVUSガイドPCIの手順	
1	前拡張
2	造影
3	IVUS
4	ステント留置
5	造影
6	IVUS
7	最終造影

手順2と5の造影はバルーン拡張後，ステント留置後に，血管穿孔・slow flowが発生していないことや，十分拡張できていることなどを確認するために行われる。

IVUSガイドPCIの手順をそのまま当てはめてOCT/OFDIガイドPCIを行うと，（B）のようになる。緑色の部分で造影剤を使用するため，造影剤の使用回数が増加してしまう。

(B) 多くの施設で行われている OCT/OFDIガイドPCIの手順	
1	前拡張
2	造影
3	OCT/OFDI
4	ステント留置
5	造影
6	OCT/OFDI
7	最終造影

(C) 中津流 OCT/OFDIガイドPCIの手順	
1	前拡張
2	OCT/OFDI
3	ステント留置
4	OCT/OFDI
(5)	(最終造影)

そこで，筆者らは(C)の手順で行っている。

これにより，造影回数を減少させ，IVUSガイドPCIに近い造影剤量で手技を終了することができる。【Tips 1】で述べた通り，状況によっては手順5の最終造影も手順4（造影剤によるOCT/OFDI撮像）で代用し，省略することができる。

ただし，造影剤を減らすことよりも，安全にPCIを行うことが重要であり，高度石灰化病変で，血管穿孔のリスクが高いと判断した場合や，心電図上STが上昇している場合などは，迷わず造影を行うべきである。

【Tips 3】OCT/OFDI直前の「テストショット」を忘れずに！

IVUSではカテーテルが病変を通過すれば，ガイディングカテーテルを入口部から外し，プルバックをスタートすればよい。OCT/OFDIでは冠動脈内の赤血球を除去する必要があるため，ガイディングカテーテルをしっかりと冠動脈内にエンゲージし，造影剤や低分子デキストランLをフラッシュする必要がある。

OCT/OFDI画像不良の最も多い原因が，ガイディングカテーテルの不十分なエンゲージである。冠動脈内にカテーテルを進めるとき，ガイディングカテーテルには必ず逆向きの力がかかり，入口部から外れることが多い。ガイディングカテーテルが入口部から外れた状態でいくらフラッシュしても，冠動脈内の赤血球はまったく除去されない（図1）。

入口部から外れていなくても，同軸性が保てていなければ，除去効率は落ちるため，その場合はガイディングカテーテルの角度を調整する。さらに，入口部付近に病変がある症例で，ガイディングカテーテル先端が，プラーク内に入り込んでいるにもかかわらず，気付かずに造影剤をフラッシュすると，ときに重篤な合併症を引き起こす。

当院で経験した合併症を提示する（図2）。面倒でも，OCT/OFDI撮像直前に，必ずガイディングカテーテルの位置，入口部へのかかり具合を，造影剤を用いて確認する。ガイディングカテーテルと血管の関係が確認できれば十分であるため，使用する造影剤量はわずかである。低分子デキストランLを用いる場合でも，慣れるまでは，造影剤でのテストフラッシュをお勧めする。

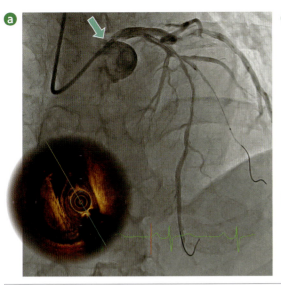 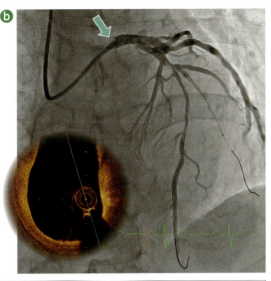

図1 良好なOCT画像を取得するのに，ガイディングカテーテルの位置が重要であった1例

a：ガイディングカテーテルが入口部から外れた状態でOCTを撮影している。注入した造影剤の大半がカスプに入り（→），十分に赤血球が除去できないため，評価に耐えるOCT画像を取得することができない。

b：ガイディングカテーテル先端が冠動脈内にしっかりエンゲージされているため，カスプは造影剤で染まらず（→），鮮明なOCT画像を取得することができた。

中津スタイル　ここがコツ

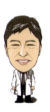

一般にOCT/OFDIカテーテルを，なるべく末梢まで押し込んで，その後スキャンスタートしたい部分まで引いてきて位置付けをする。OCT/OFDIカテーテルを引くことによりガイディングカテーテルが同軸性となり，冠動脈内に入り込みフラッシュしやすくなる。このときにOCT/OFDIカテーテルを再度押し込むと，ガイディングカテーテルが抜けてしまうことが多い。フラッシュ開始時は必ずガイディングカテーテル先端の圧波形がwedge波形でないかを確認する。

【Tips 4】インジェクションスピードは必要最低限で

■オートインジェクターを用いる場合

通常，右冠動脈（**RCA**）は3mL/sec，左冠動脈は3.5mL/secで造影剤を注入することが多い。ただし，これはあくまで目安であるため，病変やガイディングカテーテルの径，カテーテルのかかり方で調整することが望ましい。多くの場合はより遅いスピードでの注入で十分に赤血球が除去できる。特にRCA，左冠動脈回旋枝（**LCX**）は，場合によっては1.5mL/secでも十分なことがある。

RCA：right coronary artery

LCX：left circumflex

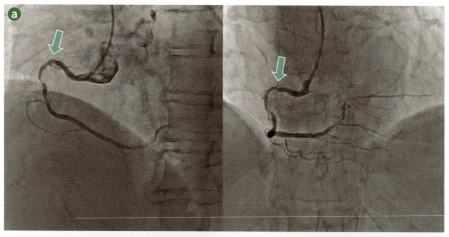

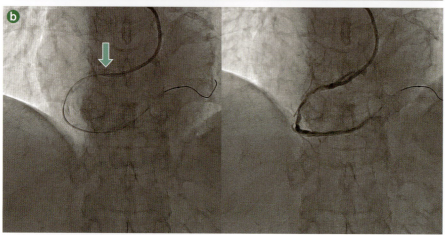

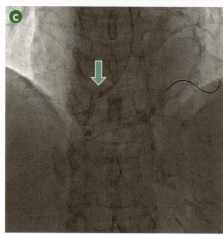

図2　OCT撮像中にガイディングカテーテルにより冠動脈解離をきたした1例

a：病変は右冠動脈中間部。入口部近くは軽度狭窄だが，→の部分で狭窄度が強くなる。
b：初回のOCT撮影時。ガイディングカテーテル先端は狭窄度が強くなるところの手前に位置しており（→），通常通りOCTが撮像できた。
c：2度目のOCT撮影時。1回目よりもガイディングカテーテルが奥に入ってしまっている（→）。

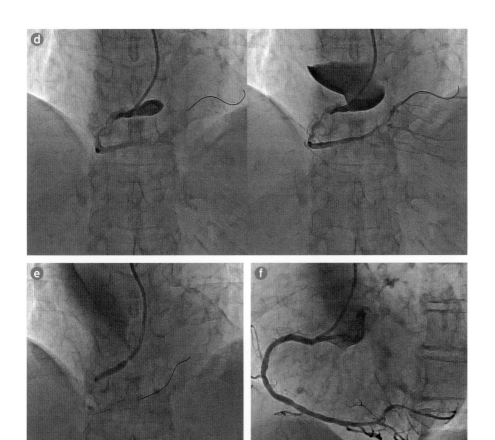

図2（続き） OCT撮像中にガイディングカテーテルにより冠動脈解離をきたした1例

d：ガイディングカテーテル先端がプラーク内に入っている状態で造影剤を注入したところ，一瞬で造影剤による逆行性の解離をきたした．
e：直ちに入口部までカバーするようにステントを留置した．
f：最終造影像．良好な血流を確保できた．上行大動脈内に造影剤に停滞を認めるが，拡大傾向がないため終了した．その後のフォローにて解離腔は自然に吸収された．

造影剤量が減らすことができる因子としては，
◆ non-dominant RCA/LCX
◆ ガイディングカテーテルが同軸にしっかりとエンゲージされている
◆ 6Fr以下のガイディングカテーテル
◆ ガイドエクステンションの使用
◆ 高度狭窄病変の治療前
などがある．

逆に左冠動脈主幹部（**LMT**）にステントを留置した後の3D再構築を行うための撮像では，3.5mL/secでは不十分な場合もあり，4〜4.5mL/secに増量する．

LMT：left main trunk

> **中津スタイル ここがコツ**
>
>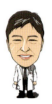
>
> 「ポコポコ禁止」
>
> 　オートインジェクターはチューブが長いため，手技の途中でインジェクターからヘパ生を出そうとすると，チューブ内すべての造影剤を流しきる必要があり，10 mL前後の造影剤をロスすることになる。体外に排出すれば問題ないが，そのままフラッシュしてしまうと，無駄な造影剤が体内に入ってしまう。その後，造影する前には，再度造影剤をチューブ内に満たさないと，チューブ内のヘパ生に造影剤が混じったものが出るため非常に薄い造影になってしまい，撮り直しが必要になる。
>
> 　このような造影剤のロスや煩雑さを避けるため，筆者はPCI中のヘパ生ボタンの使用を控えている。ヘパ生を出すとき「ポコポコ」と音が鳴るため，専修医には「ポコポコ禁止」と言っている。

■ 三連活栓によるマニュアルインジェクションの場合

　マニュアルインジェクションに慣れるまでの間は，どうしても造影剤注入速度が速くなりがちである。必要以上に注入速度が速いと，造影剤量が増加するだけでなく，関心領域を撮像する前にシリンジ内の造影剤がなくなってしまい，見たいところが見えないということが起こる。

　ここは最も「経験」がものをいうところであるが，必要最小限の注入速度で注入することを心がける必要がある。どの程度の力が必要かは症例ごとで異なるため，必要な速度まで上げることができるように，筆者は掌でシリンジを押すようにしている（図3）。注入速度を上げていき，OCT/OFDI画像がクリアーに見えるようになった時点で，速度を一定に保つことにより余分な造影剤を使わないようにしている。

> **中津スタイル ここがコツ**
>
>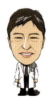
>
> 「大動脈弁輪部に注目！」
>
> 　自分の手技を後で見直すとき，OCT/OFDI撮影時のアンギオグラフィにおける大動脈弁輪部の映り方を見れば，造影剤の注入速度が適切であったかわかることが多い。
>
> 　注入速度が速すぎる場合は，余分な造影剤がガイディングカテーテルから弁輪部に漏れて，弁輪部が綺麗に映っている。弁輪部が映らない程度が，ちょうどよい造影剤の注入速度であることが多い。

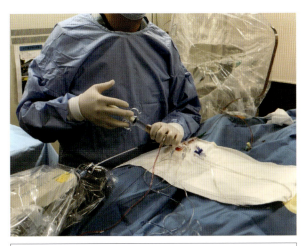

図3 造影剤の注入方法
注入速度を必要なだけ上げられるよう，親指ではなく，掌で押すようにしている。

【Tips 5】プルバックは必要な部分だけ

　OCT/OFDIはIVUSと異なり，撮像するために，造影剤や低分子デキストランLを使用する。長い距離を観察すればそれだけフラッシュする量は増加し，距離を短くすれば，それだけフラッシュ量は減少する。そのため，プルバックを行う際には，必要最小限の部分を選択することで，不要なフラッシュを減少させることができる。

　治療前と最終の撮像は，冠動脈末梢からガイディングカテーテルの入口までチェックしたいが，それ以外のプルバックは果たしてそこまで必要であろうか？

　ステント留置後の確認はステント前後1cm程度で十分なことが多いため，ステントをカテーテルが通過すれば，フラッシュをやめることができる。分岐部のワイヤーリクロス部位の確認や，拡張不良があり高圧拡張をかけた後の確認であれば，ステント全体を見る必要はない。

【Tips 6】低分子デキストランLによるフラッシュ

　「低分子デキストランLではまともな画像が撮れない」という声をよく耳にするが，決してそんなことはない。適切に用いれば，造影剤に匹敵する画像を撮ることができる。造影剤量を減らす最大のポイントが，このTipsである。

　低分子デキストランLのフラッシュは専用の20mLシリンジで行っている施設もあるようだが，当院では通常の20mLロック付きシリンジを用いて行っている（図4）。造影剤のフラッシュと同じような方法でフラッシュを行った場合，低分

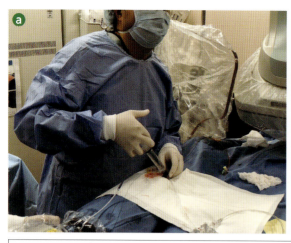
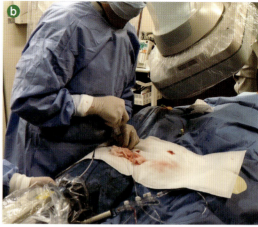

図4　低分子デキストランLのフラッシュ法

a：普通モード。手台の上にカテーテルを置き，上から手台に押し付けるように20mLロック付きシリンジを押す。
b：本気モード。3D再構築を行いたいときなどは，より鮮明な画像が必要になる。その際は，カテーテル台の高さを下げ，シリンジ内の低分子デキストランLの量も少なめにして，体重をしっかりとかけられるようにしてフラッシュを行う。

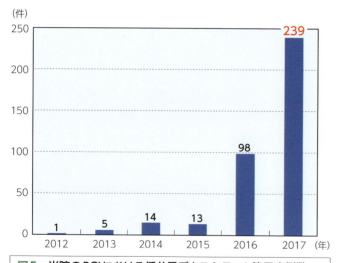

図5　当院のPCIにおける低分子デキストランL使用症例数

子デキストランLではフラッシュ不十分となる。高用量の低分子デキストランLを十分な速度でフラッシュする必要がある。かなりの力が必要であるが，「ローテーター付き耐圧三方活栓を用いる」という方法（p.41「中津スタイル　ここがコツ」参照）により，当院の女性専修医でも，低分子デキストランLを用いたOCT/OFDIガイドPCIを日々行っている。

当院での低分子デキストランL使用数の推移を示す（図5）。鮮明に撮像するコツをつかんで以来，飛躍的に使用頻度が増加している。

4 いかに鮮明に，造影剤を少なく画像を取得するか

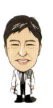

中津スタイル ここがコツ

「ローテーター付き耐圧三方活栓を用いる」

当院ではYコネクターのすぐ脇，すなわち三連活栓をつなぐ延長チューブのYコネクター側に三方活栓を接続している（図6a）。PCI中，硝酸剤の冠動脈内投与やガイディングカテーテルからの採血を行う際，造影剤のロスを少なくするためにもこの位置に三方活栓を付けている。低分子デキストランLのフラッシュはこの三方活栓から行う。通常の三方活栓（図6b）であれば，方向を自由に決めることができない。フラッシュする態勢が重要であるため，当院では，値段は高くなるが，低分子デキストランLを用いるPCIにおいてはローテーター付き耐圧三方活栓を用いている（図6c）。図4のように，掌で上から下にシリンジを強く押すようにして注入するとよい。

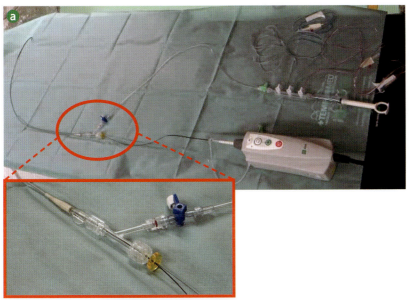

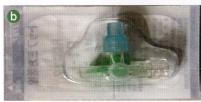
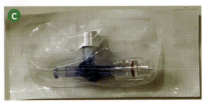

図6　当院でのPCIセットアップ方法

a：Yコネクターに三方活栓を直接接続し，延長チューブ，三方活栓を挟み（省略することもある），三連活栓を接続している。
b：通常使用（ローテーターなし）
c：耐圧用（ローテーターあり）
通常はローテーターなしの三方活栓を使用しているが，低分子デキストランL使用時は耐圧用ローテーターありの三方活栓を使用している。

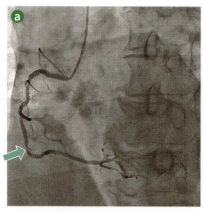
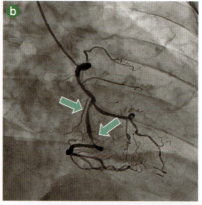
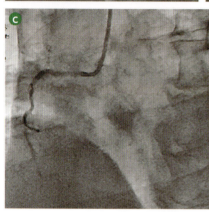
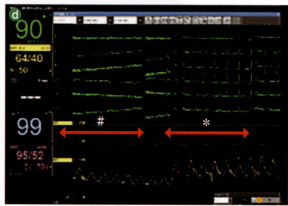

図7　ガイドライナー併用にてOFDIガイドPCIを施行した1例

a, b：診断カテーテル検査像。左前斜位（a），および右前斜位（b）中間部に高度狭窄を認める（→）。
c：6Frガイディングカテーテル（JR4）エンゲージ直後の造影。入口部から大動脈へのバックフローが全くない。
d：圧波形。ガイディングカテーテルエンゲージ時（#）に圧波形が変化しており，エンゲージを外すと（＊），正常圧波形となっている。ガイディングカテーテルがwedgeしていることがわかる。

【Tips 7】ガイドエクステンションを用いる

　ガイドエクステンションは，観察を行いたい血管に選択的に造影剤を注入することができるため，OCT/OFDIの撮影には非常に有用なデバイスである。

　6Frガイドライナー，ガイドジーラ，ガイドプラスは，OCT/OFDIのどちらにも使用可能である。高価なデバイスであり，OCT/OFDIを観察するためだけに，あえて使用することはないが，バルーンをもち込む際などに使用していれば，OCT/OFDI観察の際にも使用を検討する。特に左冠動脈においては，左冠動脈前下行枝・LCXを選択することができ，大幅な造影剤量の減少が期待できる。サイドホール付きガイディングカテーテルを使用している場合は，サイドホールを塞ぐことになり，wedgeさえしなければ，サイドホールからの造影剤のロスをなくすことができる。

　当院での検討において，ガイドエクステンション使用により，1回のOCT/OFDI

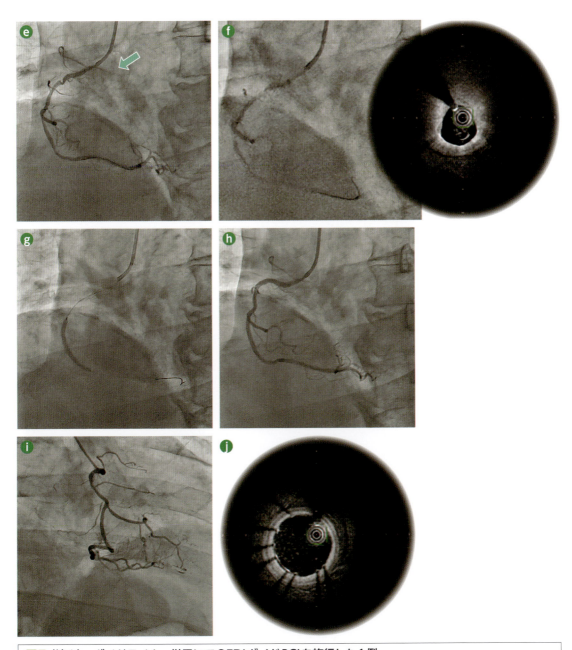

図7（続き）　ガイドライナー併用にてOFDIガイドPCIを施行した1例

e：6Frガイディングカテーテル内に6Frガイドライナーを挿入したところ，wedgeすることなく造影ができた。大動脈弁輪舞へのの造影剤のバックフロー（→）も見られる。

f：6Frガイドライナーを用いPCI前のOFDIを施行することができた。

g：病変部に薬剤溶出性ステントを留置。

h, i：最終造影像。病変部の良好な拡張を認める。近位部に損傷もきたしていない。

j：PCI後OFDI像。ステントの良好な拡張が確認できる。

撮像に使用する造影剤量は有意に減少し（6.9mL vs 8.8mL, p＜0.001），さらに，得られる画像の質も向上した（% acceptable length[※] 97% vs 94%, p＜0.001)[1]。

※ % acceptable length：当院でOCT/OFDIの画質の指標として測定しているもので，プルバック開始点からガイディングカテーテルまでのうち，内腔評価が行える範囲の割合を示している。100％が最大で，血流が十分に除去できていない範囲が増えれば数値は低下する。

> **中津スタイル ここがコツ**
>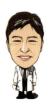
> 「入口部に中等度狭窄がある症例のwedge対策」
> 　入口部に中等度狭窄があり，ガイディングカテーテルがwedgeする場合，OCT/OFDIの撮像のために，造影剤や低分子デキストランLを注入するのは危険を伴う。
> 　サイドホール付きガイディングカテーテルに交換するのも一法であるが，ガイドエクステンションを用いることで，wedgeを避け，そのままのシステムでOCT/OFDIガイドPCIを行うことができる。症例を呈示する（図7）。

▶ 最後に

たったこれだけのことで，本当に造影剤量が減らせるの？
Yes We Can！

　当院におけるOCT/OFDIガイドPCIの使用造影剤量の推移を呈示する（図8）。2012年より，本項で紹介してきたTipsを試行錯誤しながらOCT/OFDIガイドPCIを行ってきた。開始当初は多くの造影剤を使用していたが，年々造影剤使用量が減少している。2015年に造影剤使用量が増加しているのは，3D再構築が行えるようになり，分岐部病変における治療戦略が大きく変化したからと考える。その後，低分子デキストランLの併用などにより，2017年は100mL以下まで減少した。
　低分子デキストランLの使用頻度も呈示する（図9）。2016年から本格的に使用し始め，2017年にはプルバックの約半数で使用しており，使用造影剤量の減少に大きく貢献していると考えられる。

　　撮影にはさほど「経験」は必要ではないが，読影には「経験」が必要なIVUS。
　　撮影には「経験」が必要だが，読影にはさほど「経験」が必要でないOCT/OFDI。

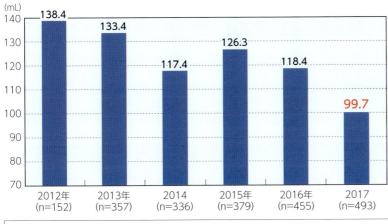

図8　1症例あたりの造影剤平均使用量の年別推移

年々，造影剤使用量が減少している．2015年に増加しているのは，3D-OCTの導入に伴い，分岐部病変でのOCTプルバック回数が増加したためと考えられる．2016年からは低分子デキストランLの併用頻度が増加し，造影剤使用量も減少している．

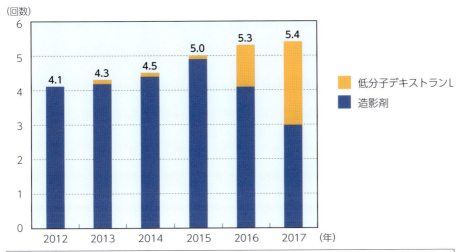

図9　1症例あたりのOCT/OFDIプルバック回数平均値と，低分子デキストランL使用割合の年別推移

OCT/OFDIプルバック回数は増加しているが，2016年より低分子デキストランLによるプルバックを多く使うようになっている．

　OCT/OFDIはどうしても，最初の撮影の部分でつまずいてしまうことが多い．
　本項で紹介したTipsを用いることで，多くの読者が早く「経験値」を上げ，造影剤を増やさないOCT/OFDIガイドPCIを行っていただければこれ以上の喜びはない．

文献 ≫

1) Shirakashi M, Kozuki A, Shite J, et al : CVIT 2016 oral presentation.

I OCT/OFDI ガイドの基礎

5 OCT/OFDI の静止画像・動画の描出・バックアップ方法

白樫貴宏

>> 徹底活用のための **Point**

- データの保存・バックアップは，重要な OCT/OFDI データを消失しないための大切な作業である。当院では，臨床工学技士が常日頃データ保存を行っている。
- OCT/OFDI の静止画や動画を用いてスライドプレゼンテーションをする際に，下記方法を理解していると，気軽に自分で作成可能である。

▶ OCTのデータ抽出方法

OCTのデータを抽出する方法として，［Patient Summary］から抽出する方法と，記録レビュー画面から抽出する方法の2つがある。

■ データバックアップのために Patient Summary からデータを抽出する方法

バックアップなどですべてのデータを一度に保存したいときは，［Patient Summary］から［Export］ボタンを利用する方法が便利である。

［Export］ボタンをクリックすると［Export Wizard］が開いてファイル形式が選択でき（図1a），以前の記録を保存したい場合は，［Menu］の［Setup］内にある［Database］から Patient を選択することができる。

■ 発表スライド作成のために記録レビュー画面からデータを抽出する方法

発表スライドを作成する際は，記録レビュー画面からのデータ作成をお勧めする。

静止画や動画が必要な場合は，記録レビュー画面上にある3つのボタンを利用すると便利である（図1b）。静止画が必要な場合は［Capture］ボタンか［Print］ボタンを使用し，動画を必要な場合は［Export］ボタンを使用する。

① [Capture] ボタン

記録レビュー画面上の「カメラ」アイコンのことであり，このボタンをク

5 OCT/OFDIの静止画像・動画の描出・バックアップ方法

ⓐ [Patient Summary] におけるファイル形式の選択

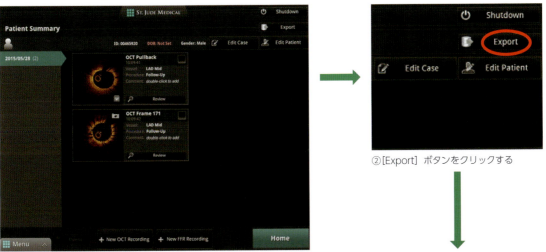

①必要なファイルの選択

②[Export] ボタンをクリックする

③ファイル形式の選択

ⓑ 記録レビュー画面からのデータ作成

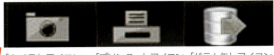

「カメラ」アイコン　　「プリンター」アイコン　　「ドラム缶」アイコン
[Capture] ボタン　　　[Print] ボタン　　　　　　[Export] ボタン

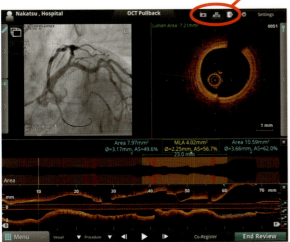

| 図1　OCT画像の保存方法 |

（アボット社提供）

47

リックすると画像がキャプチャーされる。その画像は、[Patient Summary] メニューの中に表示され、ファイル形式は通常JPEGとなる。

② [Print] ボタン

記録レビュー画面上の「プリンター」アイコンのことであり、接続したUSBドライブに「ボタンをクリックした時点」のフレームが直接保管され、ファイル形式は通常JPEGとなる。

③ [Export] ボタン

記録レビュー画面上の「ドラム缶」アイコンのことであり、このボタンをクリックすると [Export Wizard] が開き、動画を保存することが可能となる。Exportするファイルに患者の識別情報を含めないようにする場合は、[Anonymize] のチェックボックスにチェックを付けることで可能となる。[Export] のファイル形式は、次の3つの形式から選択可能である。

(1) Native (Raw) 形式

この形式は、OCTファイルのすべての特性がエクスポートされるためファイルを別のOCTシステムで使用することが可能であり、当院ではバックアップ目的で1症例ごとにDVDで保存している。

(2) DICOM形式

Angio Co-Registrationデータに対応していない。

(3) Standard (標準) 形式

通常の設定ではAVI形式となり、スライド作成にはこの形式が多く用いられている。

■ OCTのエクスポートメディア

光学メディアDVDとUSB接続メディアにてデータ抽出することができ、光学メディアDVDの挿入ポートは、OCT本体の前面に配置されている（図2a）。

USBポートは、OPTIS™ Integrated Systemではキーボードの背面に、OPTIS™ Mobile Systemでは本体裏面にUSBポートが配置されている（図2b）。

▶ OFDIのデータ抽出方法

■ データバックアップのためのOFDI画面上での動画抽出

OFDI画面上より動画画像のすべてを抽出したい場合は、[File→File Export] を選択する方法が便利であり、ファイル形式は、[File Conversion] から選択で

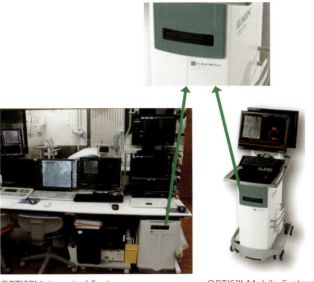
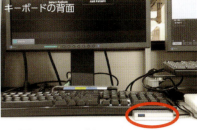
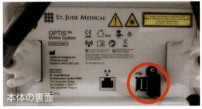

図2 OCTのエクスポートメディア

（アボット社提供）

きる。
　ファイル形式の種類は，A-Line（専用画像データ），AVI，DICOMがある（図3a）。

■ スライド作成のための記録レビュー画面からのデータ抽出

　発表スライドなどで静止画や動画が必要な場合は，記録レビュー画面上で操作することをお勧めする（図3b）。
　静止画を保存したい場合は，記録レビュー画面上のスクリーンキャプチャーか，マウスの右クリックメニューの［Capture］のどちらかを使って行う。スクリーンキャプチャーは，記録のレビュー画面上の「カメラ」アイコンを押せば記録レビュー画面が保存される。マウスの右クリックメニューの利用は，記録レビュー画面上でマウスを右クリックして開く。3種類の画面から選択し，保存することが可能である。ファイル形式は通常JPEGとなる。なお，SystemよりBMPファイルにも変更可能である（図3c）。画像の転送は［All］（すべての画面），［Axial］のみ，もしくは［Axial + Longitudinal］のみの3タイプを選ぶことができる。
　動画を保存したい場合は，マウスの右クリックメニューを開き［Transfer→File］にすると，［File Conversion］の画面となり，ファイル形式を選択することができる（図3d）。通常は，上から2番目の［A-Line→AVI］を選択し、そのときのCompression Rateは75％を推奨する。このとき，最上段にある［A-Line］

ⓐ OFDI画面上でのファイル形式の選択

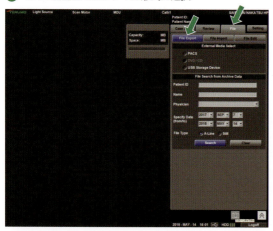

①[File Export]を選択（→）

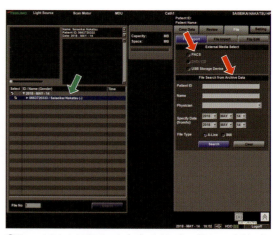

②ExportをしたいPatient（→）とMedia（External Media Selectより。→）を選択

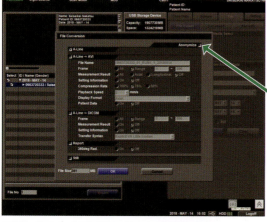

患者情報を削除したい場合は[Anonymize]にチェックを入れる

③[File Conversion]にて，ファイル形式を選択

ⓑ 記録レビュー画面からのデータ作成

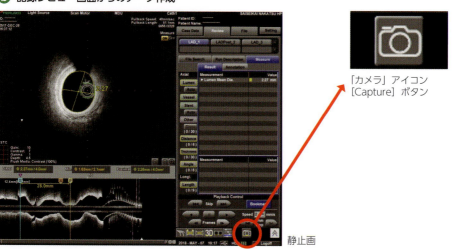

「カメラ」アイコン
[Capture]ボタン

静止画

図3　OFDI画像の保存方法

（テルモ社提供）

5 OCT/OFDI の静止画像・動画の描出・バックアップ方法

ⓒ 静止画の保存

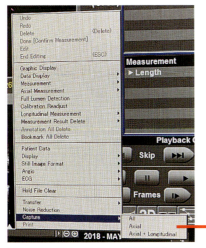

マウスの右クリックメニュー：静止画
マウスの右ボタンをクリック

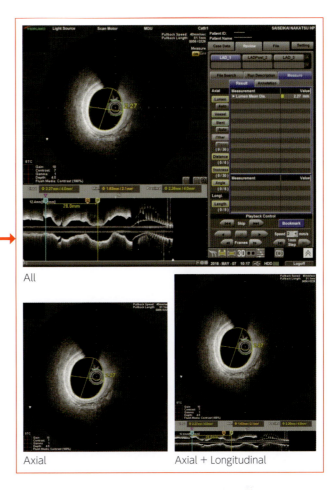

All

Axial   Axial + Longitudinal

ⓓ 動画の保存

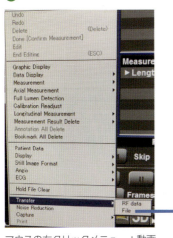

マウスの右クリックメニュー：動画
マウスの右ボタンをクリック

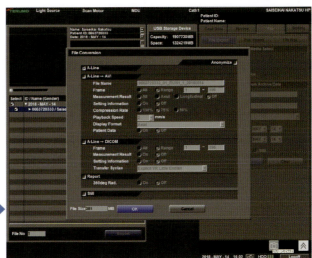

ファイル形式の選択

図3（続き） OFDI画像の保存方法

（テルモ社提供）

の項のチェックを外さないと，膨大なデータ量となってしまうため注意する．

■ OFDIのエクスポートメディア

　本体前面の光学メディアDVDポートと外部ストレージデバイスポートがあり，外部ストレージデバイス（USB/外付けハードディスク）使用時は，データを転送後，［USB］アイコンを選択し，アイコンマークが消えた後にストレージデバイスを取り外す（図4）．

▶ OCTデータのバックアップ

　当院では，OCTの場合，DVD，OCT本体（内臓ハードディスク），解析用ビューアーの3つでデータをバックアップしている．DVDは，1症例ごとに作成し，そのDVDのデータをカテーテル室内に設置された解析用ビューアー（ワークステーション Offline Review Workstation, 図5）に転送保存する．

　解析用ビューアーは，OCT装置より詳細なOCT解析が可能となる．ステントはドット表示されており，自動計測したステント面積を修正することで三次元（3D）表示の修正も可能である（図6）．

▶ OFDIデータのバックアップ

　OFDIは，DVD，外付けハードディスク，OFDI本体（内臓ハードディスク）でデータをバックアップ管理している．

　静止画像はいったんPowerPointに転送できれば，トリミング機能にて自由に表示領域が選択できるので便利である．

　動画転送では，プルバックの表示スピードを2 mm/secにすると，ちょうどよいプレゼンテーションスピードとなる(画像を詳細に見てほしい場合は1 mm/secでもよい)．

5 OCT/OFDIの静止画像・動画の描出・バックアップ方法

ⓐ 光学メディアDVDポートと外部ストレージポート

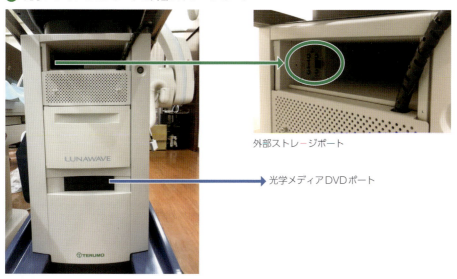

外部ストレージポート

光学メディアDVDポート

ⓑ 外部ストレージデバイス使用時の安全な取り外し方法

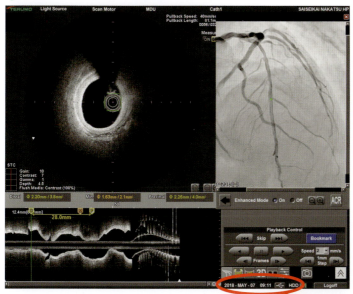

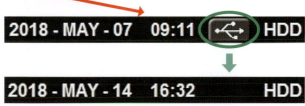

［USB］アイコンが消えていることを確認

図4　OFDIのエクスポートメディア

（アボット社提供）

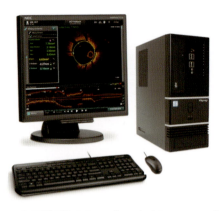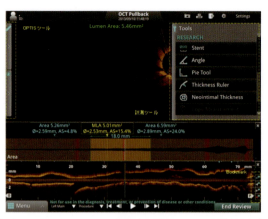

- OCT装置からRawデータをORWへインポートすることにより，OCT装置より詳細なOCT画像解析が可能。
- 解析PC本体でRawデータをDICOM・AVI・JPEGなどのフォーマットへ変換可能。

図5 Offline Review Workstation（ORW）

（アボット社提供）

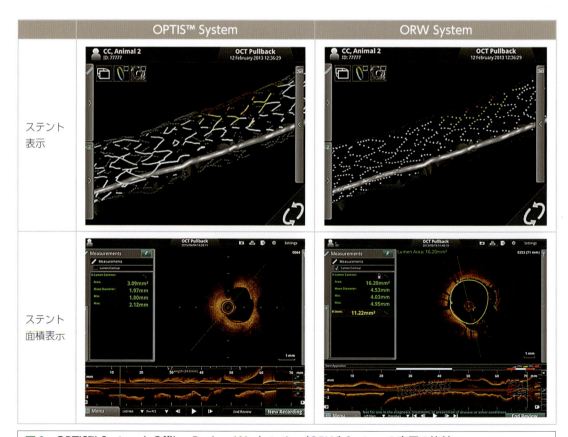

図6 OPTIS™ System と Offline Review Workstation（ORW）System の表示の比較

（アボット社提供）

OCT/OFDI ガイド PCI の実践

II OCT/OFDIガイドPCIの実践

1 通常病変のステント留置ガイド

上月　周

> **>>徹底活用のためのPoint**
>
> ■ ステントを通常病変に留置する際にOCT/OFDIを選択すれば，その経験値は飛躍的に増加し，OCT/OFDIを熟知するのに大きく役立つ．基本病変にOCT/OFDIを用いることにより，画像取得・イメージ読影の能力を高めることをお勧めする．
> ■ OCT/OFDIは，病変長，内腔径を正確に示すことにより，冠動脈の地図を術者に提供する．さらに，プラークの組織性状についても情報をもたらす．これらの情報を活かし，より精密なステンティングが可能となる．

　分岐部病変や石灰化病変に代表される，いわゆるcomplex PCIにおけるOCT/OFDIの有用性は他項で詳細に紹介されるが，そのようなcomplexではない「通常の病変」においてもOCT/OFDIは有用であると考える．

▶ 通常の病変にOCT/OFDIを使う理由

①オートプルバックの速度が速い　⇒　手技が迅速．
②画像がクリアー　⇒　画像の解釈に悩むことが少ない．
③計測が正確　⇒　より正確なストラテジー，ステントサイジングの決定が可能．
　本項では，日常臨床で多く遭遇する「通常の症例」を提示し，当院で実際に日常的に行っているOCT/OFDIガイドPCIを示す．

▶ 症例1

左冠動脈回旋枝（**LCX**）近位部〜中間部の90%狭窄病変（**図1**）．ワイヤー通過後，OCTを施行した．

LCX：left circumflex

■ 当院におけるOCT/OFDIを用いたPCIストラテジーの決定方法

　まず，L-mode，Lumen Profileを両方[on]にした状態で操作する．画面左端の

1 通常病変のステント留置ガイド

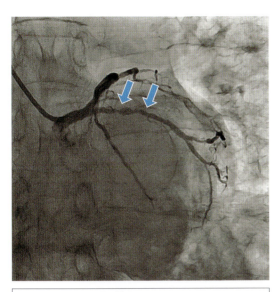

図1 LCX 90%狭窄例

　[distal reference frame]を左クリックしてドラッグし，プルバック開始点より中枢部に向けてからスキャンを行う。stent distal landing zoneとなる部分を決め，ここでマウスの左クリックを離せば，この部位が"distal reference frame"となる（図2a）。

　次に画面右端の[proximal reference frame]を左クリックしてドラッグし，distal referenceまで移動させ，ここから病変部をスキャンしながら，中枢部に向かって動かしていく。石灰化の状態（前拡張が必要か？　ロータブレータが必要か？），側枝の状態（ガイドワイヤープロテクトが必要か？），血栓・脂質性プラークの状態（distal protectionが必要か？）などを確認しながらstent proximal landing zoneを探す。このとき，L-mode上では，distal referenceからの距離が表示されるため（図2d白枠），使用可能なステント長も考えながらproximal referenceを決定し，左クリックを離せば"proximal landing zone"が決定される（図2c）。

　ステント径は，distal reference mean diameterを基準に選択する。自動計測の精度は非常に高いが，血流除去が不十分なときや側枝がある場合など，不正確なこともあるので，必ずトレースのラインが血管内腔に沿っていることを確認し，ズレがあれば手動で修正する。

　本症例ではdistal referenceのプラーク性状は線維性であり，mean diameter 2.56mmであったため，0.25mmサイズアップの2.75mm径のステントを選択した。proximal reference mean diameter 2.83mmであり，2.75mmでも圧着が見込まれたが，血管径が大きく違う場合は，マルアポジション（malapposition）となるため，proximal reference径に合わせたバルーンで後拡張が必要となる。distalとproximalで径が大きく違う場合，ステントの種類によりproximalが圧着できない場合があるため，各ステントの径ごとの最大拡張径を確認しておく必要がある。

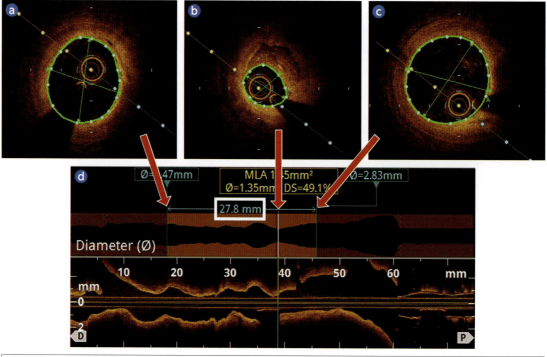

図2 OCTのLumen Profile Displayを用いたstent landing zoneの決定

　病変部は一部石灰化プラークを含むものの，角度は180度未満で，線維性プラークが中心であったため，direct stentが可能と判断し，XIENCE® ステント2.75×28mmを12気圧で留置した（図3）．3回拡張を行った後，OCTを施行．両ステントエッジは解離の形成なく，圧着も良好であったが，最小ステント面積（**MSA**）3.59mm²，径狭窄度（**DS**）21.5%と拡張不良を認めた（図4）．

MSA：minimal stent area

DS：diameter stenosis

■ ステント留置後のMSAの検出

　MSAの検出も，OCTを用いれば容易に行うことができる．ステント留置前の計測と同様，［distal reference frame］をstent distal edgeに，［proximal reference frame］をstent proximal edgeに置けば，自動的に最も内腔の狭い場所が表示される．

　本症例ではnon-compliant balloon 2.75×12mmで18気圧まで拡張し（図5），OCTを再度施行してMSA 4.70mm²，径狭窄率（**%DS**）13.5%まで拡張したことを確認した（図6）．最終造影を施行し，手技を終了した（図7）．

%DS：percent diameter stenosis

■ ステント留置部位の選び方とステント径の決め方

　プラークのない正常な部位があれば，stent landing zoneとしては最適である

1 通常病変のステント留置ガイド

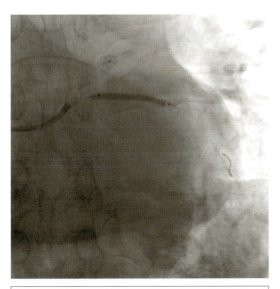

図3 XIENCE® ステント 2.75×28mm を留置

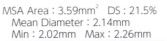

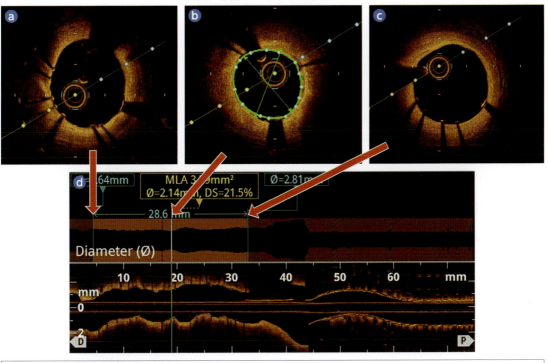

図4 ステント留置直後のOCT所見

ステント中央部で拡張不良を認めた。

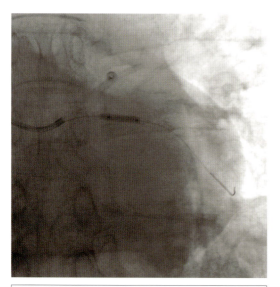

図5 non-compliant baloon 2.75×12mm, 18気圧で拡張

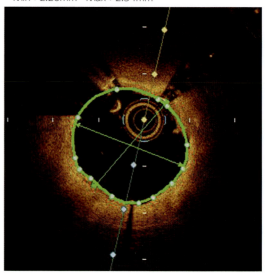

A Area : 4.70mm² %DS : 13.5%
Mean Diameter : 2.44mm
Min : 2.26mm Max : 2.54mm

図6 MSA部位の最終OCT像

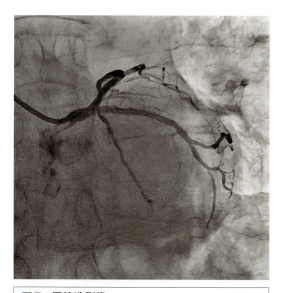

図7 最終造影像

が，多くの症例で，び漫性にプラークが続いていることがある。IVUSガイドPCIにおいては％ plaque burdenが参考にされることが多いが，OCTでは「内腔径」と「プラーク性状」を参考にreferenceを決定する。

　内腔径は大きく，なるべく正円形な部位，プラークは線維性プラークの部位が望ましい。これは，偏心性石灰化プラークや脂質性プラークへのステント留置が，edge dissectionのリスクになるからである[1]。特に，脂質性プラークがステ

ントエッジに位置した場合，ステントエッジ再狭窄のリスクとなることが知られているため極力避けるべきである[2]。例えば，内腔の最も大きな部分が脂質性プラークであれば，少し内腔が小さくても線維性プラークの部分をreferenceにするべきと考えられる。偏心性石灰化プラークもedge dissectionのリスクとなるが，脂質性プラークほどは大きな解離とならないため，内腔が大きい部分であれば，ある程度は許容される。

ステント径はエッジが正常もしくは線維性プラーク部位に位置する場合，distal referenceの内腔径（mean diameter）よりクォーター（0.25mm）からハーフ（0.5mm）サイズ大きいステントを選択する（例：reference 2.6mmなら，2.75mmまたは3.0mm）。偏心性石灰化プラーク，脂質性プラークにエッジを留置する場合は，内腔径と同じサイズのステントを選択し，高圧拡張はしないようにする。

■ ステント拡張のエンドポイント

ステント拡張不良は慢性期イベントのリスクであることが知られている。

Massachusetts general hospital（MGH）のOCTレジストリにおいて，MSAが薬剤溶出性ステント（**DES**）は5mm^{2}未満，ベアメタルステント（**BMS**）は5.6mm^{2}未満が1年後のデバイス由来臨床的エンドポイント（**DoCE**：心血管死，標的血管起因心筋梗塞，標的血管再血行再建術，ステント血栓症）の独立した予測因子であることが示された[3]。CLI-OPCI試験，CLI-OPCI II試験においては，in-stent minimum lumen area 4.5 mm^{2}未満がDoCEの独立した因子であると報告されている[4,5]。小血管におけるデータとしては，2.5mm径のエベロリムス溶出ステント（**EES**）のみの解析において，MSA 3.5mm^{2}未満が9カ月後ステント再狭窄の因子であった[6]。

DES: drug eluting stent
BMS: bare metal stent
DoCE: device-oriented clinical end point
EES: everolimus-eluting stent

MSAの数字を絶対的なものとしてこだわる必要はないが，MSA 4.5mm^2（2.5mm径以下のステントの場合は3.5mm^2）を目指して拡張すべきと考える。

OCTでは，proximalとdistalのステント径を基に%DSが自動的に計測され，表示される。通常30%以下は容認され，10%以下は最良と判断される。

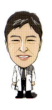

中津スタイル　ここがコツ

「ステント留置部位決定のコツ」

ステント留置部位は，冠動脈内腔径とプラーク組織性状を参考に決定する。偏在性の不安定プラークがなければ，通常，平均内腔径より0.25～0.5mmサイズアップのステント径を選択する。アンギオ上良好にステントが拡張されているように見えても拡張不良の場合が多く，なるべく%DSが10%以下となるように後拡張を行う。

症例2

LCX中間部の狭窄病変（図8→）。

治療前のOCTを示す（図9）。distal reference mean diameter 2.80mm, proximal reference mean diameter 3.58mm, 病変長11.2mmであった。distal referenceは一部脂質性プラークを認めたが，これ以上末梢にいけば，#14の分岐部（図9c※）になるため，この部位を選択した。

SYNERGY™ ステント 3.5×12mmを12気圧で留置したところ，造影では明らかな解離像は認めないが，OCT上はdistal edgeに解離を認めた（図10）。血流を阻害するような大きな解離ではなく，末梢への進展もないため，追加治療は行わず終了とした（図11）。

フォローアップでは解離は修復されていたが，同部位に脂質性プラークを認め，若干の内腔の狭小化も認めた（図12）。脂質性プラークの部分に，mean diameterよりも3サイズ大きなステントを留置したことが解離形成の原因と考えられた。

■ ステントエッジの解離

OCTで発見されるステントエッジの解離の大部分は，冠動脈造影やIVUSでは見つけられないことが知られている[7]。このような小さな解離の臨床的意義については議論が分かれるところであり，さまざまな論文が報告されている。エッジの解離と慢性期イベントの関連性を示した論文においては，フラップの幅が200μmを超える解離が因子とされている[4,5]。ただし，仮に200μmを超える解離

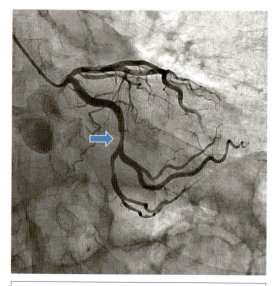

図8　LCX中間部の高度狭窄例

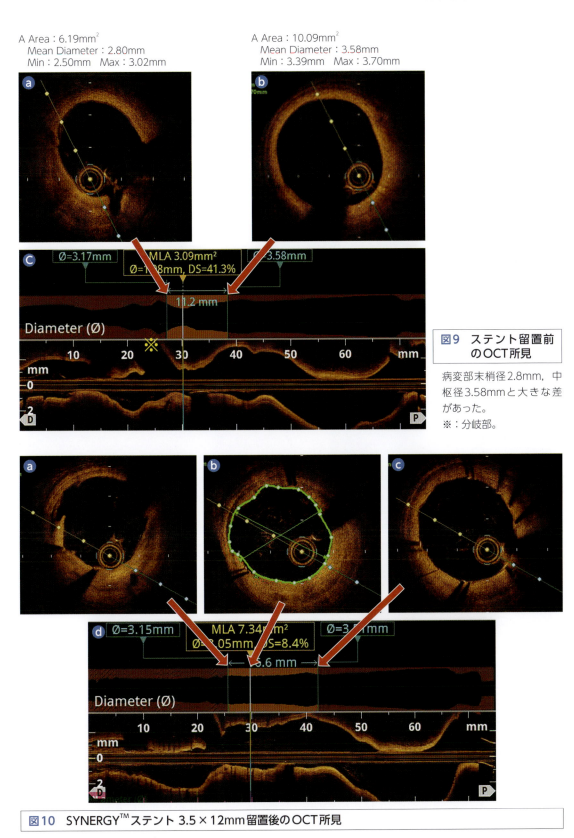

図9 ステント留置前のOCT所見

病変部末梢径2.8mm，中枢径3.58mmと大きな差があった。
※：分岐部。

図10 SYNERGY™ステント 3.5×12mm留置後のOCT所見

stent distal edgeに解離が認められた。

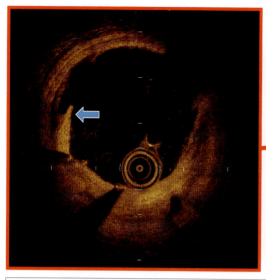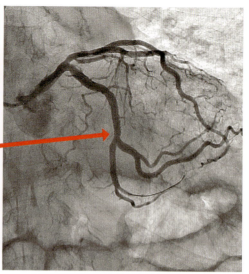

図11　最終冠動脈造影所見

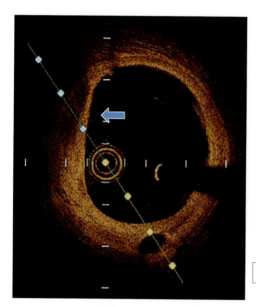

図12　フォローアップOCT所見

stent distal edgeの解離は修復されていた。

ができたからといって，ステントを追加留置する必要があるかどうかは疑問であり，ほとんどの症例では不要であると考える。

　　重要なのは，解離を形成しないようにステント留置前のOCT所見をしっかりと読影し，エッジ部分のプラークの性状，径を基に，適切なサイズのステントを選択することである。
　　こうすることで，ほとんどの症例において，エッジに解離を形成することなくステントを留置することが可能と考える。

> **中津スタイル ここがコツ**
>
>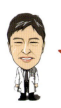
>
> 「組織性状に基づくステント留置法」
> ◆ 脂質不安定プラーク病変，偏在性の石灰化病変
> 　⇒ やむをえずステントエッジとなる場合，過拡張すると容易に解離が生じる。
> 　　そのため，内腔と同じサイズのステントを低圧で選択する。
> ◆ 線維性の同心性プラーク部位
> 　⇒ ある程度過拡張されても伸展され，解離が生じない。

▶ 症例3

左冠動脈前下行枝（**LAD**）中間部の高度狭窄病変（図13）。

semi-compliant balloon 2.0×15mmで前拡張後，OFDIを施行。distal reference mean diameter 2.75mm，proximal reference mean diameter 2.99mm，病変長14.8mmであった（図14，15）。病変中より対角枝（図14b※）が分岐しており，OFDI画像上，側枝閉塞のリスクが高いと判断，対角枝にガイドワイヤーを通過させ，semi-compliant balloon 2.0×15mmを低圧で拡張した後，Ultimaster®ステント3.0×15mmを本幹に留置した（図16）。

対角枝にガイドワイヤーをリクロス，3D-OFDIでガイドワイヤーの通過部位が適切な位置であることを確認のうえ，kissing balloon technique（KBT）を施行した（図17）。OFDIにてstent proximal edgeに390µmのマルアポジションを認めた（図18）。

血管内腔の長径は3.5mmあったため，non-compliant balloon 3.5×12mmで拡張（図19），OFDIにて良好な圧着を確認した（図20）。最終造影を図21に示す。

LAD：left anterior descending

■ ステントマルアポジション

ステントマルアポジションはステント血栓症のリスクとなることが知られている。これは，遅発性ステント血栓症を発症した症例のOCT解析において，ステントマルアポジションが高頻度に観察されたためである[8,9]。しかし，PCI直後のマルアポジションと慢性期イベントとの関係を証明した研究はなく，「どの程度のマルアポジションなら許容されるか？」は不明である。

「どの程度のマルアポジションであれば，慢性期に圧着しているか？」については，第二世代EESにおいて研究されており，血管内腔との距離が335〜380µm以下なら慢性期に圧着すると報告されている[10]。第三世代DESにおいては，まだ報告がなされていないが，新生内膜の増殖の程度は第二世代EESよりも強い印象があるため，同等かそれ以上の距離のマルアポジションでも圧着すると予想される。以上より現時点では，350µm程度のマルアポジションは慢性期に圧着

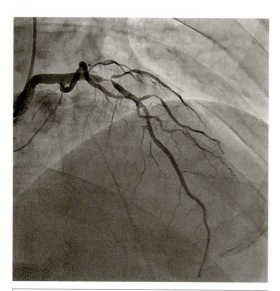

図13 対角枝を含むLAD近位部高度狭窄例

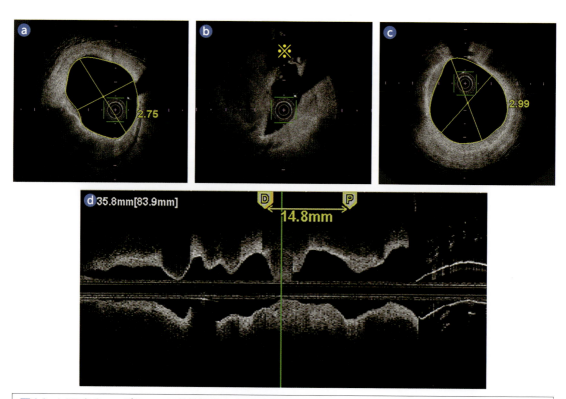

図14 LADを2mmバルーンで前拡張後のOFDI所見

distal lumen diameter：2.75mm, proximal lumen diameter：2.99mm, lesion length：14.8mm。
※：対角枝入口部。

1 通常病変のステント留置ガイド

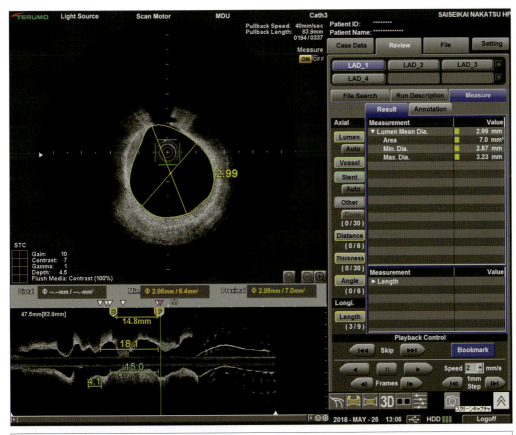

図15 proximal reference部位の拡大像

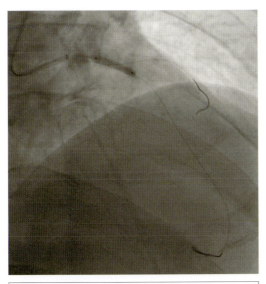

図16 Ultimaster®ステント 3×15mmを留置

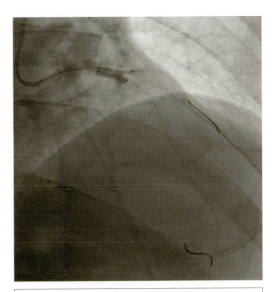

図17 3D-OFDIで側枝へのガイドワイヤー通過が適切であることを確認しKBT施行

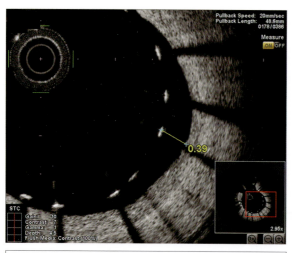

図18 stent proximal edgeに390μmのマルアポジションを認めた

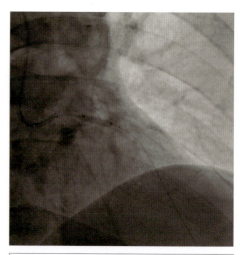

図19 ステント近位部を3.5mmバルーンで後拡張

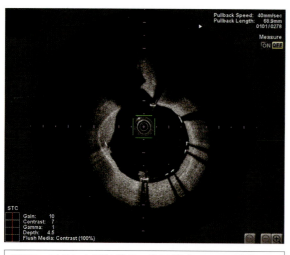

図20 ステント近位部のマルアポジションは消失

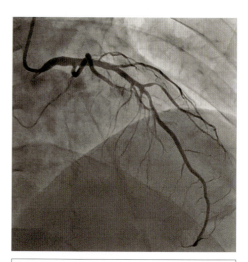

図21 最終造影像

することが予想されるため，放置可能と考えている。

　また，マルアポジションの部位も重要である。stent proximal edgeのマルアポジションは，今後のインターベンションにおいてガイドワイヤーのストラット外への迷入のリスクとなるため，極力圧着させることが望ましいが，bodyやdistal edgeのマルアポジションはそのようなリスクは少ないため，放置することも多い。

中津スタイル　ここがコツ

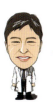

「ステントエッジのマルアポジションの圧着」

ステントエッジのマルアポジションの圧着を試みる際は，OCT上の長径を参考にバルーンサイズを選択する。

この場合，近位側の血管内腔径よりも大きなバルーンになることが多いため，近位側の血管性状をOCTで観察し，脂質性プラークなど解離形成の可能性が高い場合は，バルーンサイズ，拡張圧，拡張位置を調整する。

中津スタイル　ここがコツ

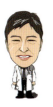

「長病変におけるステント圧着法」

長病変においては，ステント近位部と遠位部で血管内腔径が著しく異なる場合が多い。この場合，まず内腔径の小さい遠位部のほうにステント径を合わせて留置し，その後近位部に合わせて，大きなバルーンで後拡張を行い，ステント全体のアポジションを調整することをお勧めする。

症例4

右冠動脈ST上昇型急性心筋梗塞の症例（図22）。

中枢部と中間部にそれぞれBMSが留置されており（図22破線），BMSの超遅発性ステント血栓症と診断。血栓吸引を行い，赤色血栓を採取し，血流が再開した（図23）。

OCTを施行したところ，BMSの遠位部はステントストラットが薄い辺縁が平滑な組織で被覆されていたが（図24a, b），中間部〜近位部に表面の輝度が高く，減衰（attenuation）を伴う新生アテローム性動脈硬化（neoatherosclerosis）と思われる全周性組織を認め（図24c），さらに近位部には多量の白色血栓を認めた（図24d）。

脂質性プラーク，血栓の量が多く，バルーン拡張によりno-reflowが危惧されたため，Filtrap®で末梢保護を行ったうえでDESを留置した。filter no-reflowを認めたため，Filtrap®を回収した。OCT上ステント拡張不良を認めたため，non-compliant balloonで高圧拡張を行ったところ，末梢塞栓を認めたが（図25），バルーン拡張によりbail outに成功し，TIMI 3の血流を獲得し，手技を終了した。

■ no-reflowの予測

no-reflowは，急性冠症候群に対するPCIにおける，最も重篤な合併症の1つである。末梢保護デバイスを用いることで，ある程度の末梢塞栓は予防できるもの

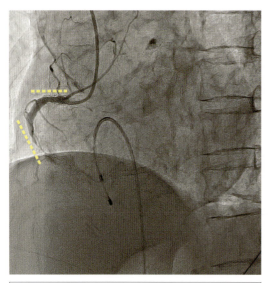

図22 ステント血栓症によるST上昇型急性心筋梗塞の症例

破線部にはBMSが留置されていた。

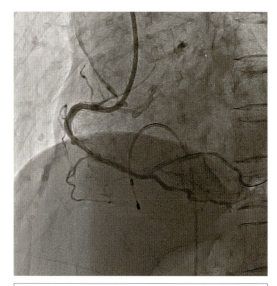

図23 赤色血栓吸引後の冠動脈造影所見

の，手技が煩雑になり，手技時間もかかるため，血管内イメージングを用い，リスクの高い病変を選択する必要がある。菲薄化した線維性被膜（TCFA）を含む脂質性プラークがリスクとなることが知られている[11]。

OCTを用いた検討において，平均脂質角度と脂質の長軸上の長さをかけ合わせたlipid index 3,500以上が最も精度の高い予測因子であると報告されている[12]。実臨床における目安としては，360度の脂質であれば9.7mm，270度であれば13.0mm，180度であれば19.4mm以上がlipid index 3,500以上となり，no-reflowのリスクが高いと判断される。

また経験上，右冠動脈など血管径の大きい病変では，血栓・プラーク量が多く，no-reflowのリスクが高いと考える。

末梢保護デバイスの有用性について否定的な論文が多いが，Transcatheter Cardiovascular Therapeutics（TCT）2017において，日本で行われたランダム化研究であるVacuum aspiration thrombus removal（VAMPIRE）3 trialの結果が報告された。これは，IVUSにて5mm以上の長さのattenuated plaqueをもつ急性冠症候群の症例を，Filtrap®を用いた末梢保護群と，用いないコントロール群にランダム化し，no-reflowの発生率を検討した研究である。この結果，no-reflowの発生率は，末梢保護群 26.5％，コントロール群 41.7％（p = 0.026）と有意にno-reflowを減少させた[13]。リスクが高い症例における末梢保護デバイスの使用は有用であると考える。

TCFA：
thin-cap fibroatheroma

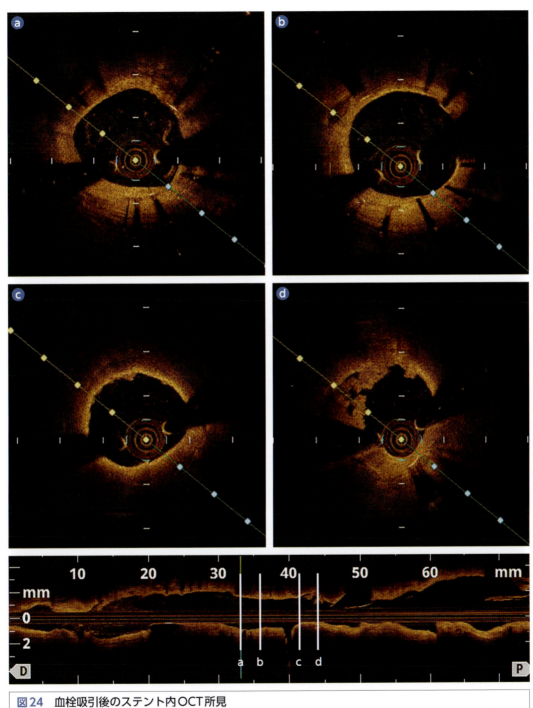

図24 血栓吸引後のステント内OCT所見

a, b：ステント内に新生内膜の被覆を認める。
c：neoatherosclerosisと思われる全周性の光の減衰が強いプラークを認める。
d：多量の白色血栓像を認める。

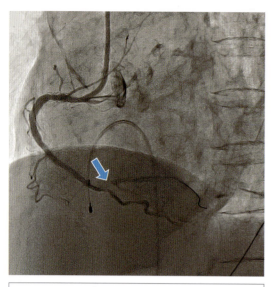

図25 DES留置後,no-reflowとなった

文献

1) Gonzalo N, Serruys PW, Okamura T, et al : Relation between plaque type and dissections at the edges after stent implantation: an optical coherence tomography study. Int J Cardiol 150 : 151-155, 2011.
2) Ino Y, Kubo T, Matsuo Y, et al : Optical coherence tomography predictors for edge restenosis after everolimus-eluting stent implantation. Circ Cardiovasc Interv 9 : pii : e004231, 2016.
3) Soeda T, Uemura S, Park SJ, et al : Incidence and clinical significance of poststent optical coherence tomography findings : one-year follow-up study from a multicenter registry. Circulation 132 : 1020-1029, 2015.
4) Prati F, Romagnoli E, Burzotta F, et al : Clinical impact of OCT findings during PCI : The CLI-OPCI II Study. JACC Cardiovasc Imaging 8 : 1297-1305, 2015.
5) Prati F, Romagnoli E, Gatto L, et al : Clinical impact of suboptimal stenting and residual intrastent plaque/thrombus protrusion in patients with acute coronary syndrome: The CLI-OPCI ACS Substudy (Centro per la Lotta Contro L'Infarto-Optimization of Percutaneous Coronary Intervention in Acute Coronary Syndrome). Circ Cardiovasc Interv 9 : pii : e003726, 2016.
6) Matsuo Y, Kubo T, Aoki H, et al : Optimal threshold of postintervention minimum stent area to predict in-stent restenosis in small coronary arteries: an optical coherence tomography analysis. Catheter Cardiovasc Interv 87 : E9-E14, 2016.
7) Chamié D, Bezerra HG, Attizzani GF, et al : Incidence, predictors, morphological characteristics, and clinical outcomes of stent edge dissections detected by optical coherence tomography. JACC Cardiovasc Interv 6 : 800-813, 2013.
8) Guagliumi G, Sirbu V, Musumeci G, et al : Examination of the in vivo mechanisms of late drug-eluting stent thrombosis: findings from optical coherence tomography and intravascular ultrasound imaging. JACC Cardiovasc Interv 5 :12-20, 2012.
9) Taniwaki M, Radu MD, Zaugg S, et al : Mechanisms of very late drug-eluting stent thrombosis assessed by optical coherence tomography. Circulation 133 : 650-660, 2016.
10) Kawamori H, Shite J, Shinke T, et al : Natural consequence of post-intervention stent malapposition, thrombus, tissue prolapse, and dissection assessed by optical coherence tomography at mid-term follow-up. Eur Heart J Cardiovasc Imaging 14: 865-875, 2013.
11) Tanaka A, Imanishi T, Kitabata H, et al : Lipid-rich plaque and myocardial perfusion after successful stenting in patients with non-ST-segment elevation acute coronary syndrome: an optical coherence tomography study. Eur Heart J 30 : 1348-1355, 2009.

12) Soeda T, Higuma T, Abe N, et al : Morphological predictors for no reflow phenomenon after primary percutaneous coronary intervention in patients with ST-segment elevation myocardial infarction caused by plaque rupture. Eur Heart J Cardiovasc Imaging 18 : 103-110, 2016.
13) Hibi K, Kozuma K, Sonoda S et al : A randomized study of distal filter protection versus conventional treatment during percutaneous coronary intervention in patients with attenuated plaque identified by intravascular ultrasound. JACC Cardiovasc Interv 11 : 1545-1555, 2018.

II OCT/OFDIガイドPCIの実践

2 分岐部病変

名越良治

> **>> 徹底活用のための Point**
>
> - 正確な三次元（3D）画像の再構築のためには，血球除去を確実にしたOCTの撮像が必須となる。
> - 3D画像を見る際は，ガイドワイヤーの側枝へのリクロスポイントだけでなく，ステントリンクの位置にも着目する必要がある。
> - 3D画像は，画像を回転させてさまざまな方向からチェックすることが重要である。

▶ 分岐部病変におけるステント留置部位，ステント径，ステント選択決定のポイント

■ ステント留置部位の決定

ステント留置部位を決定する際には，他の病変と同じく，OCT/OFDIによるプラーク性状診断に基づいた判断を行うべきである。すなわち，できる限りプラークのない部位もしくは線維性プラークを有する部位をステント端に選択し，脂質性プラークや偏心性プラークを有する部位を避けるのが賢明である。

またOCT/OFDIのいずれにも，アンギオ同期機能を有していることから，プラーク性状に基づいたステント留置部位を，血管造影画像上に容易に反映させることが可能である（図1）。

■ ステント径の決定

ステント端のプラーク性状が健常もしくは線維性プラークであれば，計測された内腔径の0.25〜0.5mmアップ，解離などの合併症が危惧されるような脂質性プラークや偏心性プラークであれば，内腔径に合わせる，もしくは0.25mm程度のサイズアップにとどめるべきである。

一般に分岐部病変では，本幹の分岐部前後で血管径が大きく異なることが多く，側枝へのカリーナシフトやステント遠位端の解離などの合併症を軽減させるために，分岐部より遠位の本幹内腔径に合わせたステント径の選択が推奨される。

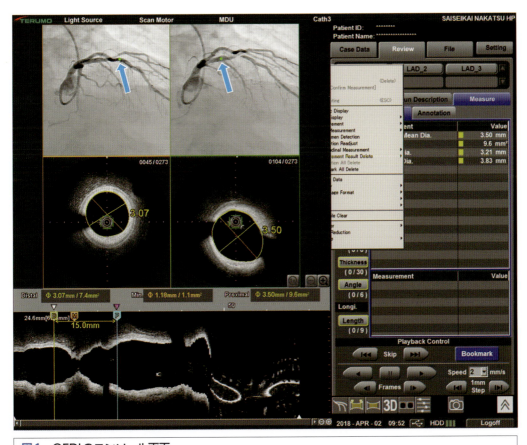

図1　OFDIのコンソール画面

OFDIの短軸断面から決定したステントの留置ポイント（→）が，造影画像上に反映されている。

本幹遠位部に合わせて選択したステント径では，本幹近位部はステントマルアポジションとなることが多いため，大きなバルーンによる近位部の拡張（**POT**）により，ステントを圧着させることが必要となる。

ただしこの場合，ステントによっては，本幹近位部のステント拡張能の限界を超えることがあるため，ステント選択においては，ステントの拡張限界を理解したうえで選択することが重要である（**表1**）。

POT：proximal optimization technique

OCT/OFDIの所見から側枝閉塞を予測する

ステント留置後の側枝閉塞が慢性期の心臓死や心筋梗塞などの心イベントにつながるという報告[1]もある。基本的には，灌流域の大きい，失うと大きな弊害をもたらすと考えられる側枝に対しては，側枝保護を行うべきである[2]。

OCT/OFDIの所見では，分岐部分の本幹のプラーク分布が重要であり，側枝の反対側にプラーク，特にステント拡張に影響を及ぼすような石灰化プラークが

表1 各ステントの展開図，リンク間のクラウン数，リンク数，最大拡張径

	XIENCE®	Ultimaster®	SYNERGY™	Resolute™
2.25				①4 crowns ②1.5 link ③3.25mm² ④3.3mm²
2.5	①2 crowns ②3 link ③3.75mm² ④-	①4 crowns ②2 link ③3.5mm² ④4.3mm²	①4 crowns ②2 link ③3.5mm² ④3.6mm²	
2.75				
3.0				①5 crowns ②1.5 link ③3.75mm² ④4.4mm²
3.5			①4 crowns ②2 link ③4.25mm² ④4.2mm²	
4.0	①3 crowns ②3 link ③5.5mm² ④-	①4 crowns ②2 link ③4.5mm² ④5.8mm²	①5 crowns ②2 link ③5.75mm² ④5.7mm²	①4 crowns ②2.5 link ③4.75mm² ④5.6mm²

①1セグメントにおけるリンク間のクラウン数 ②1セグメントあたりのリンク数（Resdute™はおよその値）
③最大拡張径（添付文書記載値） ④最大拡張径（ベンチテストの結果*）
＊：Ng J, et al : International Journal of Cardiology 221 : 171-179, 2016.

XIENCE®のリンク数は最も多く，リンクが側枝入口部に存在する確率は高くなる．しかし，XIENCE®のリンクは唯一変形可能であり，側枝入口部にリンクが存在してもkissing balloon technique（KBT）により良好な形に適応しやすい．
（画像提供：アボットジャパン株式会社，テルモ株式会社，ボストン・サイエンティフィック ジャパン株式会社，日本メドトロニック株式会社）

存在すると，側枝方向へのカリーナシフトにより側枝の狭窄・閉塞を起こす可能性が高いとの報告がある[3,4]．

また分岐角度が浅い症例は，カリーナシフトの影響が強く出る可能性が高く，注意が必要である．

ステント留置後のチェックポイント

他の病変と同じく，まずステントの両端に解離などの所見を認めないか，ステントの拡張状態はどうかをOCT/OFDIにてチェックする必要がある．

分岐部病変では，前述のように，基本的には本幹遠位径に合わせたステント選択をしており，ステントの近位端は血管壁に密着していない状態が多い．その

ため，ステント留置後のOCT/OFDI所見にて，ステント近位端の内腔径を測定し，POTに使用するバルーン径を決定する。

この際重要なのは，カリーナからステント近位端までの距離を測定し，なるべく同部位を越えないような短いバルーン長を選択することである。ステント近位端よりも近位にバルーン過拡張することで，解離などの合併症を起こさないように注意する必要がある。

> **中津スタイル　ここがコツ**
>
>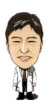
>
> 「POTにおけるバルーンの位置付け」
>
> POT施行に際しては，バルーンの位置付けに注意が必要である。必ず造影で位置を確認し，バルーンの先端マーカーが，カリーナ直上もしくは1マーカー程度近位になるように位置付けする（カリーナを越えないこと。カリーナを越えて遠位に位置付けすると，さらなるカリーナシフトの原因となるのみでなく，パーフォレーションなどの合併症につながる可能性あり）。

▶ OCT/OFDIの三次元（3D）画像の特徴

OCT（アボット社製），OFDI（テルモ社製）いずれのコンソールにも，3D画像の再構成機能を備えており，撮像後数秒で3D再構成が可能である。OCTは3D Bifurcation Modeと3D Navigation Mode（Flythrough Mode）を，OFDIはVessel view modeとCarpet view modeを備える。いずれの機器でもステント留置後の側枝入口部におけるステントリンクの同定およびガイドワイヤーの側枝へのリクロスポイントの評価は可能であるが，それぞれの特徴から，画像評価にあたっては注意が必要である。

■ OCT

High-density mode（プルバックスピード 18mm/sec，フレームレート 10 frames/mm）で撮像後，画面左手のViewメニューにあるAdvanced Displayの3D BifurcationおよびStent DisplayのRendered stentをチェックすることで，3D画像が再構成される。

主に使用するのはBifurcation Modeであり，ガイドワイヤーのリクロスポイントおよびカリーナとステントリンクの位置関係をチェックし（図2），さらにkissing balloon technique（KBT）後の最終仕上がりの立体的評価を行う。

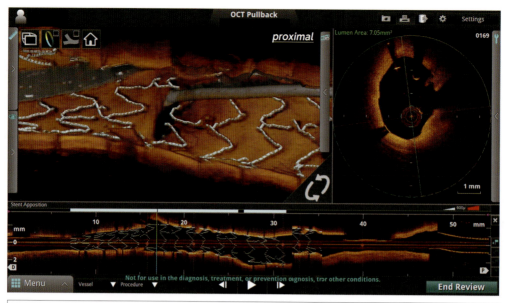

図2 OCTの3D画像
ステントリンクおよびガイドワイヤーのリクロス部位が鮮明に示されている。

リクロスしたガイドワイヤーは，ときに再構成エラーを認めることがあるため，再構成後の画面中ほどにある[3D Options]の[Guidewire]のチェックを外し，元画像を評価すると，リクロスしたガイドワイヤーの正確な走行の判別が可能であることが多い(図3)。

Flythrough modeは，Advanced Displayの3D NavigationおよびStent DisplayのRendered stentをチェックすると再構成され，血管内腔にストラットの突出がないかなどを検出するのに役立つ。

■ OFDI

プルバックスピード20mm/sec（フレームレート8 frames/mm）で画像を取得．画面右下にある3Dアイコンをクリックすると，3D画像が再構成される。

Rendering modeとしては，VesselおよびCarpet viewが選択可能であり，いずれもガイドワイヤーのリクロスポイント，カリーナとステントリンクの位置関係が判別可能である。特に，血管を切り開いて平面上にしたCarpet view modeは，カリーナとステントリンクの位置関係をみるのに非常に適しており（図4），ガイドワイヤーのシャドウ，造影不良およびステントの重なりなどによって，ステントリンクの同定が難しいときは，留置したステントの展開図を参照し，Carpet modeと照らし合わせることで，ステントリンクを同定することが可能である（表1）。

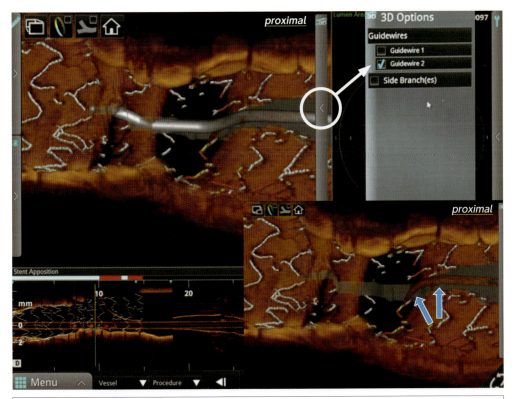

図3　OCTの3D画像

リクロスしたガイドワイヤーが異常な走行を呈している．[3D Options] - [Guidewire2] のチェックを外すと，ガイドワイヤーの生画像が表示され，正しい走行が示された（→：[Guidewire] のチェックを外した後のガイドワイヤー）．

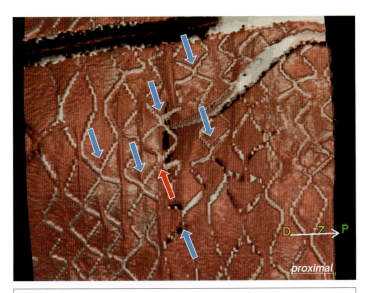

図4　OFDIの3D画像（Carpet view mode）

Carpet view modeでは，ステントの全体像が把握できるため，リクロスしたガイドワイヤーの通過部位とステントのリンク位置が判別しやすい（ステントはResolute™，small vessel．→：ストラットの重なり，→：リンク）．

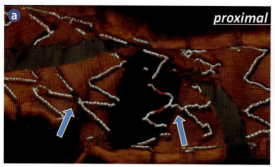 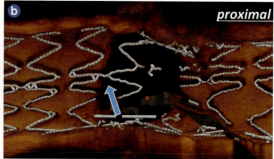

図5 link-free type（a）とlink-connecting type（b）

link-free typeでは，カリーナと近位のストラットの間にリンクを認めず（a），link-connecting typeではリンクが介在している（b）（→：リンク）。

　ガイドワイヤーをリクロスした後に3D画像を再構築し，まず側枝へリクロスしたガイドワイヤーが近位部でステント外を通過してないかを確認する。次に側枝入口部でのガイドワイヤーリクロスポイントと，カリーナとステントリンクの位置関係をチェックする。筆者らは，カリーナとその近位部のステントストラットとの間にステントリンクが介在しない場合を"link-free type"，介在する場合を"link-connecting type"と呼んでいる（図5）。

　3D-OCTレジストリにおいて，リクロスポイントが不適切である場合やlink-connecting typeの場合は，KBT後の側枝入口部のjailed strut除去が不十分であることが報告されている[5]。ステントリンクの位置をコントロールすることは不可能であるが，3D画像を参照することで，ガイドワイヤーのリクロスポイントを適切な部位に導くことは可能である[6]。

　なお，リクロスを繰り返し行うことが必要となるケースにおいては，Crusade（カネカメディックス社）やSASUKE（朝日インテック社）などのダブルルーメンカテーテルの使用が有用なことがある（図6）。

　1回目のガイドワイヤーリクロスが不適切と判断された場合，そのリクロスしたガイドワイヤーにダブルルーメンカテーテルを沿わせ，新たなガイドワイヤーで再度リクロスを行い，ダブルルーメンカテーテルがjailed strutを越えて側枝方向に進めば，2回目にリクロスしたガイドワイヤーも同じステントのセル部分を通過，越えなければ別のセルを通過していると判断できる。ただし，2回目のリクロスを行う前に，ダブルルーメンカテーテルがjailed strutを通過するかどうかを確認しておく必要がある。もともと通過できない症例では，このテクニックは利用できないことを留意しておく。

　KBT施行における至適なガイドワイヤーのリクロスポイントについては，link-free typeであればdistal re-crossと考えられるが，connecting-carina typeではdistal re-crossでのバルーン拡張がステントの高度な変形につながることもある[7]。

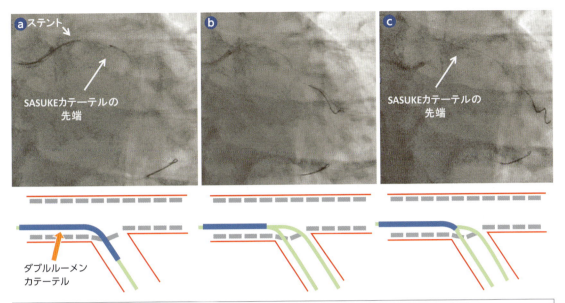

図6 左冠動脈主幹分岐部病変に対して，主幹部〜前下行枝近位部にステント留置した症例

a：proximal cellをリクロスしたガイドワイヤーに，SASUKEカテーテルを沿わせて，ステントがjailed strutを通過したことを確認。
b：SASUKEカテーテルを本幹に引き戻した後，distal cellを狙って，新たなガイドワイヤーを回旋枝方向にリクロス。
c：2本目のガイドワイヤーのリクロス前にはjailed strutを通過したSASUKEカテーテルが通過せず，その反作用でガイドカテーテルのエンゲージが外れている。このことは2本のガイドワイヤーが別のセルを通過していることを示す。

　当院では，ステントリンクがカリーナの真ん中付近に位置し，側枝の径・分岐角度から，distal re-crossによるKBTが高度のステント変形につながると考えられる際には，ガイドワイヤーを1つ近位のステントセルにリクロスしたうえで，バルーンを側枝入口部よりも近位で，低圧で拡張したままの状態で，そのままjailed strutをクロスさせる，"balloon push法"というテクニックを行うことがある[7]。このテクニックでは，jailed strutを側枝の側壁に密着させるのではなく，カリーナを基点に折り曲げる（図7），もしくはカリーナから突出したjailed strutをカリーナより遠位へ偏移させる（図8）ことで，jailed strutを減らすことが可能である。この手法を行ううえでの重要なポイントは，あらかじめPOTを行い，jailed strutを極力側枝側へ落とし込んでおくこと，必要に応じて，本幹でバルーンアンカーを行ったうえで，balloon push法を行うことが重要である。また，balloon push法を行っても，なかなか側枝へクロスできない場合は，バルーン拡張圧を6気圧からさらに低圧に下げてみるのも一法である。

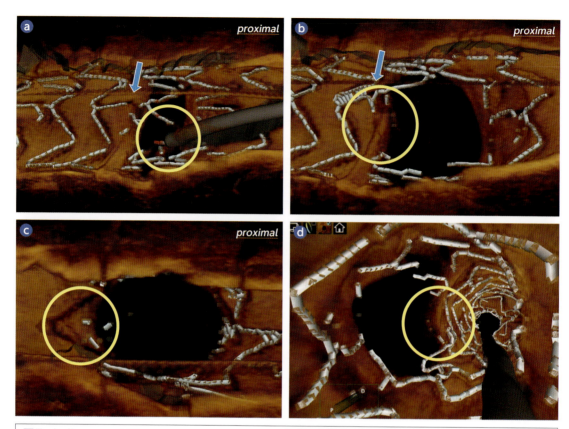

図7 balloon push法

a：リクロス後，ステントのリンクがカリーナ中央に位置しており（→），ガイドワイヤーはdistal cellではなく，1つ近位のセルを通過している（黄丸：jailed strut）。

b：balloon push後，カリーナより突出していたjailed strut（図7aの黄丸部分）が，カリーナで反転して折れ曲がり，側枝入口部の開大は良好である（黄丸。→はリンク）。

c：balloon push後，側枝からのプルバックによる3D画像。カリーナで反転し折れ曲がったストラットがわかる（黄丸）。折れたステントは強調画像とはならず，濃茶色で示されている。

d：balloon push後の，本幹からのFlythrough像。ストラットがカリーナで反転し，側枝入口部の開大が良好なことがわかる（黄丸。ステントはXIENCE®ステント）。

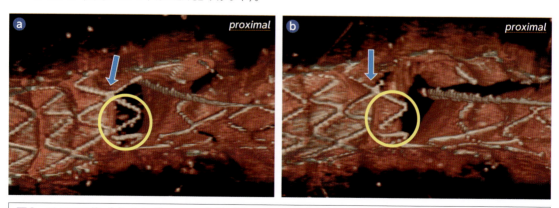

図8 リクロス後（a）とballoon push後（b）

balloon push後に，カリーナより一部突出していたjailed strut（黄丸）が，遠位方向へ偏移しているのがわかる（b）（ステントはResolute™ステント。→はリンク）。

> **中津スタイル ここがコツ**
>
>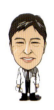
>
> 「分岐部病変におけるOCT/OFDI 3D画像の活かし方」
>
> 　3D画像は，一方向からのみでなく，多方向から観察するのが重要である。OCT/OFDIのコンソール画面内で，再構成した3D画像をさまざまな方向に回転し，ステントストラットとガイドワイヤーの位置関係を把握したうえで，リクロスポイントを判断する。
>
> 　また，ステントリンクの位置を判断する際には，側枝入口部のみでなく，その前後もチェックすると，カリーナとリンクの位置関係が判断しやすい。

▶ 分岐直後のjust stentingに OCT/OFDIを活用するポイント

　OCT，OFDIともに，アンギオ同期機能を備えているため，ステントが側枝をクロスオーバーせずに，just stentingを施行する症例で特に有用である。左右冠動脈の入口部の位置付けに，OCT/OFDIを使うことはできないが，左冠動脈前下行枝（**LAD**）や回旋枝（**LCX**）の入口部にjust stentingを行う際は，この機能を用いて，IVUSのマーキングテクニックのように利用することが可能である（図9）。

　またステント留置後は，just stentingをしたステントの突出の程度を3D画像で評価することが可能であり，KBTなどの追加処理が必要かどうかの判断材料となりうる（図10）。通常just stentingする際には，ステント断端にリンクが多く存在するものは避けるべきと考えられる。もし，ステント断端が分岐部入口部に長く突出した場合に側枝へのステントセル拡張がリンクにより困難となるためである。

LAD：left anterior descending

LCX：left circumflex

▶ 3D画像再構築のための OCT/OFDI撮像のTips & Tricks

　評価可能な3D画像を再構成するためのポイントは，「十分に血球を除去した状態で，OCT/OFDI画像を取得すること」である。そのためには，ガイディングカテーテルが同軸（coaxial）にしっかりとエンゲージできていること，適切な量・スピードでのフラッシュが重要となる。

　また血球除去のために，低分子デキストランLを使用しても，十分評価可能な3D画像を再構成することは可能である。3D画像を再構成する場合は，分岐部前後の短い観察にとどめることで，フラッシュ量をセーブしつつ，質の高い画像を取得することが可能である（スキャン部分が短すぎると，OCTではBifurcation

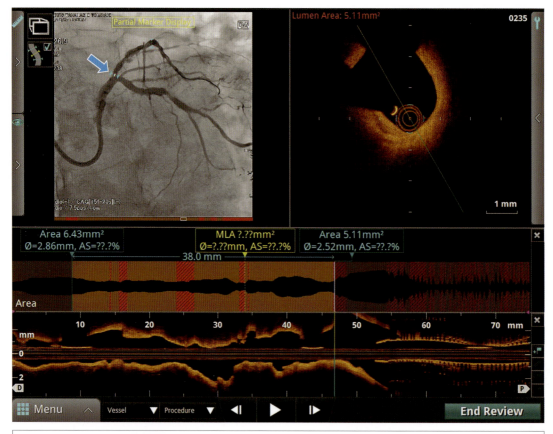

図9 OCTのコンソール画面

造影画像と同期しており，LADの分岐直後に対応するOCT画像が造影画像上に反映されている（→）。Lumen Profile Displayに基づき，Ultimaster® ステント 3×38mmをLAD just distal stenting した。

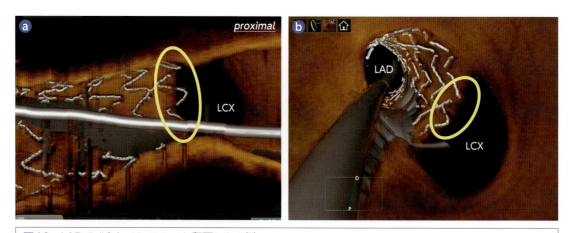

図10 LADの#6 justにステント留置した1例

a：Bifurcation Mode　b：Flythrough Mode
ステントは1/2クラウンのみ分岐部に突出している状態であることがわかる（黄丸）。この状態であればjailed strutをKBTで除去する必要はないと判断される。

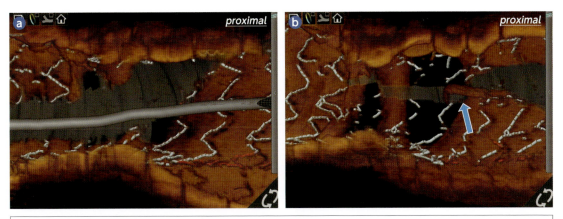

図11 ガイドワイヤーシャドウにて側枝入口部の観察が困難であった1例

a：本幹のガイドワイヤーシャドウの影響で側枝入口部が描出されていない。
b：本幹のガイドワイヤーを抜去したところ，リクロスしたガイドワイヤーの通過部位，Jailed strutの状況がわかる（→はリクロスしたガイドワイヤー）。ガイドワイヤー強調はoffとしている。

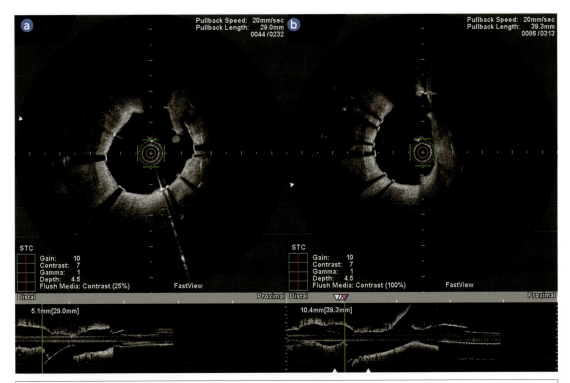

図12 KBI施行前（a）と施行後（b）の本幹分岐直後の内腔断面

KBT施行前（a）に比較して，施行後（b）はカリーナシフトにより本幹の内腔が狭小化している。

Modeが構成されない場合があるので注意が必要である）。

　3Dレジストリでは，約9割の症例で3D画像の評価が可能であったが，OCTカテーテルの回転ムラ，血球除去不良および本幹のガイドワイヤーシャドウによっ

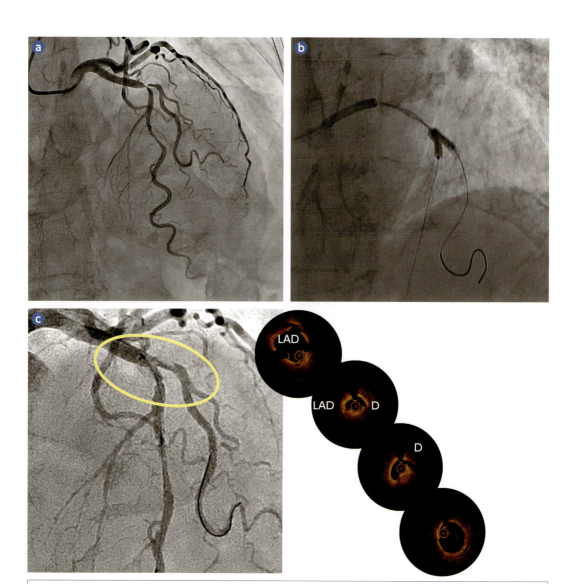

図13 LAD DX (1, 1, 1) 分岐部病変の症例
a：治療前の冠動脈造影像。　b：DXおよびLADにKBT施行。　c：KBT後DXに生じた解離像。

て，評価困難なケースも存在した[5]。

　回転ムラに関しては，蛇行などの病変性状によるところが大きく，対応は難しいが，ガイドワイヤーシャドウは，本幹をPOTなどのバルーニングを行うことで，シャドウの向きが変わることがある（経験上，本幹のガイドワイヤーを遠位の側枝方向に入れ替えても，シャドウの向きが変わることはほとんどない）。

　また，適応外使用（off-label use）となるが，ステントを後拡張などで血管壁に密着させた後，OCT/OFDIカテーテルがステントに引っかからない状況を作ったうえで，OCT/OFDIカテーテルをカリーナよりやや遠位に進めた後に，本幹のガイドワイヤーをゆっくり抜去し，OCT/OFDIカテーテル単独で画像を取得することも可能である（図11）。

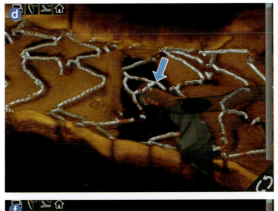
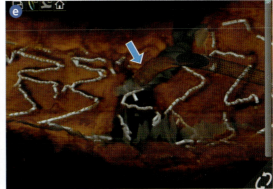
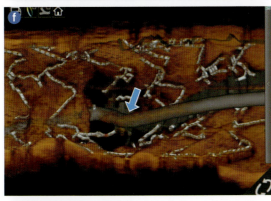
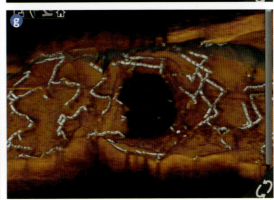
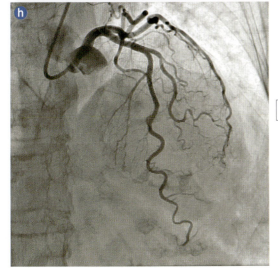

図13（続き）　LAD DX（1, 1, 1）分岐部病変の症例

d：DXへステント留置後にLAD方向へリクロス。proximal re-crossとなっている（→）。

e：DXへステント留置後の2回目のLAD方向へのリクロス。distal re-crossとなっている（→）。

f：LADへステント留置（culotte stenting）後のDXへのリクロス。distal re-crossとなっている（→）。

g：culotte stenting。KBT施行後の最終の3D画像（LADからプルバック）。

h：最終冠動脈造影像。

この方法の注意点として，以下の点が重要である。

①観察範囲を極力短くすること（OCT/OFDIカテーテルが決してステントの遠位端を越えないようにすること）

②フラッシュによってOCT/OFDIカテーテルが血管内を進まないように，必ずガイディングカテーテル外でのたわみを取ったうえで，OCT/OFDIカテーテルをしっかり保持すること

③OCT/OFDIカテーテルを抜去する際はゆっくり，抵抗に注意しつつ抜去すること

当院では，左冠動脈主幹分岐でガイドワイヤーシャドウが側枝方向にかかる症例に限り，リクロスポイントおよび最終仕上がりの確認のためにこの方法を行っているが，現在のところ，抜去が困難となった症例は経験していない。

最終OCTのチェックポイント

最終のチェックポイントは，ステント両端の解離などの合併症がないか，ステントの密着，拡張状態はどうかを確認し，追加の処置が必要かどうかを検討する。さらに3D画像を再構成し，立体的に問題となる部分はないか，立体的にどのように拡張しているかを確認することも重要である。3D画像を確認することでステントの変形などに気付くケースがあり，また立体的な最終確認を通じて，その後の症例の仕上がりをイメージする力を養うことにもつながる。

また見落としがちなのが，KBT後のカリーナシフトによる本幹遠位部の狭窄である。KBT後に，本幹および側枝のそれぞれの分岐直後の内腔，狭窄の程度が問題ないかどうかの確認を忘れないようにすべきである（図12）。

■ 症例1

LADと対角枝（**DX**）のMedina分類（1, 1, 1）の分岐部病変（図13a）。

まずKBTにて拡張を行ったが（図13b），DXに解離を認めたため（図13c），culotte stentingを行うこととした。LAD近位～DXにXIENCE®ステント 2.25×15mmを留置し，LAD方向にガイドワイヤーをリクロスしたが，3D画像で確認したところ，近位部のストラットを通過していた（図13d）。そのため，3.5mmのバルーンでPOTを施行した後に再度リクロスを試みたところ，ガイドワイヤーはdistal cellをリクロスしていた（図13e）。

KBTを施行し，LAD近位～遠位にXIENCE®ステント 3.0×38mmを留置し，DX方向へガイドワイヤーをリクロスした。再度3D画像で確認したところ，ガイドワイヤーはdistal re-crossしていることを確認（図13f）。KBTを施行し，良好なステント拡張が得られ（図13g），手技を終了した。本症例は7カ月後の冠動脈造影にて再狭窄を認めなかった。

DX：diagonal branch

■ 症例2：左冠動脈主幹部(LMT)への3D-OFDIがLCX-PCIに有用だった症例

患者：60歳代，男性。

数日前からの労作時胸痛にて来院，不安定狭心症の診断で冠動脈造影を行った。

既往として，6年前に不安定狭心症でLMT～LAD中間部に薬剤溶出性ステント（**DES**）が留置されている。このとき，LMT～LAD方向 3mm，LMT～LCX方向 2.5mmのバルーンで同時拡張（KBT）が施行されている。

LMT：left main trunk

DES：drug eluting stent

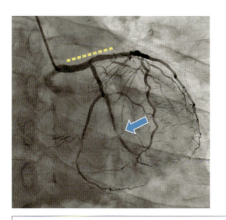

図14 冠動脈造影像（AP Caudal view）
LCX中間部に高度狭窄を認める（→）。LMT〜LADには6年前にステントが留置されている（破線）。

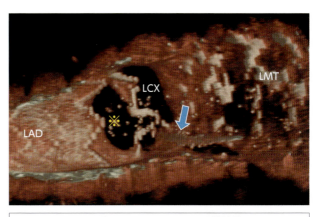

図15 LADから行ったOFDIの3D再構築像
LCX入口部を横切るようにストラットがあり，ガイドワイヤーは手前の小さなセルを通過している（→）。適切な通過部位はdistal cell（※）である。

　冠動脈造影にて，今回の病変はLCX中間部と判明（図14）。ガイドワイヤーを通過させ，OFDIカテーテルをもち込もうとしたところ，造影上狭窄を認めないLCX入口部に引っかかり，通過不可能であった。原因を探るため，LAD側にもガイドワイヤーを通過させOFDIを施行し，3D再構築を行ったところ，6年前に留置されたステントのリンクがLCXの中央にあり，ガイドワイヤーは近位側の小さなセルを通過していることが判明した（図15）。

　不適切なガイドワイヤーの通過位置と判断し，このガイドワイヤーを目印に，もう1本のガイドワイヤーで別のルートである遠位側のステントセルを通過しなおした（図16）。再度OFDIを行い，末梢の適切なセルを通過していることを確認した（図17）。2.5mmのバルーンで拡張を行い（図18），OFDIを施行したところ，依然として血管壁に圧着していないステントストラットを認めるものの，LCX入口部は良好に開大していた（図19）。やや難渋はしたものの，Ultimaster®ステント 2.25×24mmをもち込むことができ，病変部に留置した（図20）。

　LCX入口部をさらに拡張する必要があると判断し，3mmバルーンで拡張した（図21）。OFDIを施行したところ，LCX入口部のストラットは完全に排除され，血管壁に良好に圧着していた（図22）。これにより，OFDIカテーテルを容易にもち込めるようになり，ステント留置後の評価を行った。最終造影を示す（図23）。

〈考察〉

　6年前のLMT〜LADのステント留置時もOCTガイドで施行されたが，当時は3D再構築を行うことができなかった。遠位側のセルを狙ってワイヤリングを行い，2D-OCTで確認を行ったうえでKBTを行ったが，おそらく近位側の不適切なセルでKBTされていたと考えられる。造影上は問題なく，再狭窄もきたし

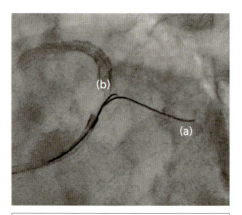

図16　LCXに2ndガイドワイヤーを挿入

最初のガイドワイヤー（**a**）を目印に，もう1本のガイドワイヤー（**b**）でより末梢側を通過させた。

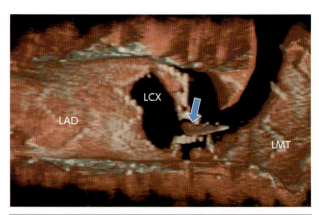

図17　2ndガイドワイヤーのリクロス位置を3D-OFDIにて確認

再度LADからOFDIを施行したところ，狙い通りdistal cellをガイドワイヤーが通過していることが確認できた（→）。

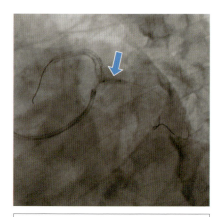

図18　2.5mmバルーンによる拡張（→）

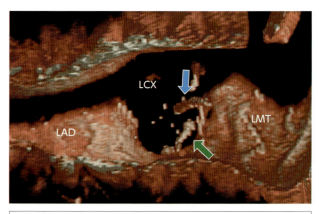

図19　2.5mmバルーン拡張後の3D-OFDI

ステントストラットはだいぶ血管壁に押されているが，依然，完全に圧着していないストラットを認める（→）。→：ガイドワイヤー。

ていないが，今回その末梢のインターベンションを行うにあたり，大きな障害となった。

　KBTの是非はいまだ意見の分かれるところではあるが，特にLMTにおいては，その部分が再狭窄するかどうかだけではなく，今後，より末梢のインターベンションが必要となる可能性があることを考える必要がある。

文献

1) Hahn JY, Chun WJ, Kim JH, et al：Predictors and outcomes of side branch occlusion after main vessel stenting in coronary bifurcation lesions：results from the COBIS II Registry (COronary BIfurcation Stenting). J Am Coll Cardiol 62：1654-1659, 2013.
2) Lassen JF, Holm NR, Stankovic G, et al：Percutaneous coronary intervention for coronary bifurcation disease: consensus from the first 10 years of the European Bifurcation Club

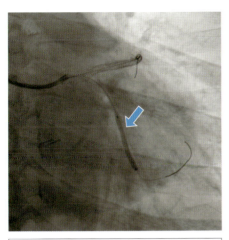

図20 LCXにUltimaster® 2.25×24mm 留置（→）

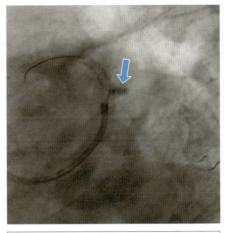

図21 LCX入口部を3mmバルーンで拡張（→）

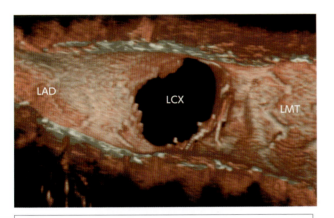

図22 LCX入口部の最終3D-OFDI画像

良好な開大と，ステントストラットの血管壁への圧着を認める。

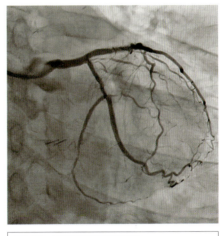

図23 最終冠動脈造影像

   meetings. EuroIntervention 10 : 545-560, 2014.
3) Fujino Y, Attizzani GF, Tahara S, et al : Impact of main-branch calcified plaque on side-branch stenosis in bifurcation stenting : an optical coherence tomography study. Int J Cardiol 176 : 1056-1060, 2014.
4) Watanabe M, Uemura S, Sugawara Y, et al : Side branch complication after a single-stent crossover technique: prediction with frequency domain optical coherence tomography. Coron Artery Dis 25 : 321-329, 2014.
5) Okamura T, Nagoshi R, Fujimura T, et al : Impact of guidewire recrossing point into stent jailed side branch for optimal kissing balloon dilatation : core lab 3D optical coherence tomography analysis. EuroIntervention 13 : e1785-e1793, 2018.
6) Nagoshi R, Okamura T, Murasato Y, et al : Feasibitly and usefulness of three-dimensional optical coherence tomography guidance for optimal side branch treatment in coronary bifurcation stenting. Int J Cardiol 250 : 270-274, 2018.
7) Nagoshi R, Okamura T, Shite J : A novel push-fold method for removing side branch-jailed stent struts under 3D optical coherence tomography guidance. JACC Cardiovasc Interv 9 : e107- e109, 2016.

II OCT/OFDI ガイド PCI の実践

3 石灰化病変

柴田浩遵

>> 徹底活用のための **Point**

- 石灰化病変はOCT/OFDI上，clear border, heterogeneous, low intensityとして描出されるが，石灰が厚く一部マクロファージを表面に含む場合，unclear border像を示す。
- 全周性の石灰化の病変は，500μm以下の厚さになるまで，ロータブレータで切除しないとバルーンによる裂開は形成されにくい。
- ロータブレータによる切除部位は，OCT/OFDIカテーテルもしくはガイドワイヤーの近傍であることが一般的で，切除される部位と石灰の厚さ，内腔径によってロータブレータバーのサイズを決定する。

石灰化病変に対するPCIでは一般に，ステント拡張不良，マルアポジションが多く，PCI後の死亡・心筋梗塞などのハードエンドポイントにおいて予後が不良である[1]。筆者らは，石灰化病変の描出に優れるOCT/OFDIを使用することにより，ロータブレータやスコアリングバルーンによる病変前処置（lesion preparation）を行い，よりoptimalな加療ができると考えている。

▶ 石灰化病変のOCT/OFDI画像

■ 典型像

石灰化部位の典型像は，周囲と境界が明瞭な低輝度領域として描出される（clear border type，図1）。

OCT/OFDIは感度・特異度の高い識別能力をもち，病理組織像と一致することが報告されている[2]。

■ 非典型像

石灰化部位の非典型例を示す。一部の石灰化は，1スライスをみると光の減衰が強く，脂質病変のように見える（図2）。当院ではこれを"unclear border type"と表現しており，非常に分厚い石灰のために，奥が見えないものと考えて

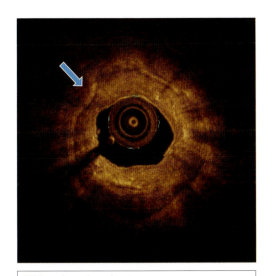

図1　clear border type

全周性に clear border, heterogeneous, low intensity を呈しており，全周性の石灰化と判断される（→）。

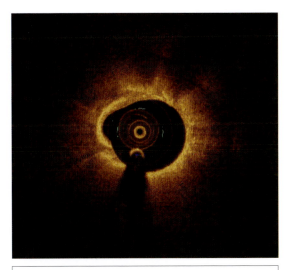

図2　unclear border type

表面が高輝度で unclear border な像を呈し，一見脂質組織のように見える。しかし，12〜3時方向に深部および9時方向の表層部で clear border が認められ，表層にマクロファージを有する石灰化組織と考えられる。この場合，石灰の厚さは推定しえない。ロータブレータで表層を切除した後に明瞭な石灰化像が出現する場合がある。

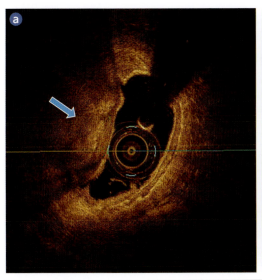
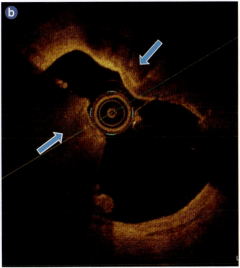

図3　calcified nodule

a：9時方向に clear border, heterogeneous, low intensity の石灰化結節像を認める（→）。
b：1時と7時方向に low intensity の石灰化結節を認める（→）。一部 unclear border を呈し，赤色血栓との鑑別を要する。

いる。石灰化と鑑別する方法としては，病変の前後に clear border な石灰化像があることを参考にしている。

また，calcified nodule にも注意を要する（図3）。calcified nodule の OCT／

OFDIにおける定義としては，「内腔に突出する低輝度のもの」とされており，血栓との鑑別が大切になるが，これも病変前後にclear borderの表在性石灰化が存在することにより判定ができると考えられる。

　OCT/OFDI上石灰化組織は，ときにunclear border, high attenuation imageを呈し，赤色血栓や脂質と間違えることがある。この場合，前後の病変にclear borderな石灰化組織が存在することが参考となる。

石灰化の分布・厚みの評価

OCT/OFDIにおいて，石灰化病変を治療する際に大切なことは，石灰化の性状・分布・厚みを正しく評価することである。石灰化の角度が広く，厚い石灰化の場合は，ステント拡張不良につながるため，注意深く観察する必要がある（図4）。

ロータブレータが必要かどうかの判断

過去の文献では，OCT/OFDIで500μm以下の石灰化であれば，バルーンにてcrackを入れることが可能であると報告されており，1つの目安になるといえる（図5）[3]。

ただし，サンドウィッチ状の石灰化（図6）や270度の石灰化（図7）の場合は，ステント留置後，いびつな形になってしまうこともあり，バルーンでcrackを入れることができるからといって，デバルキングなしでステントを留置してよいかは慎重に判断すべきと考える。

270度の石灰化病変に対しバルーンでcrackを形成し，ステントを留置したが，ステントが不正形となった1例を示す（図8）。

中津スタイル　ここがコツ

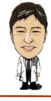
「全周性の石灰化が認められたとき」
　一般に全周性石灰化病変では，500μm以上の厚みがある場合はバルーンによる裂開形成が困難である。ロータブレータによる切削により，500μm以下となる部分をなるべく広範囲に確保する。

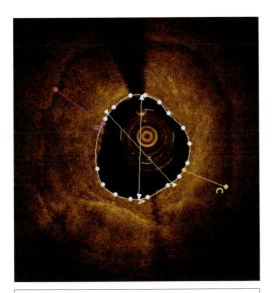

図4 石灰化の厚みの計測

clear border typeでは石灰化組織の厚みを明瞭に測定しうる。

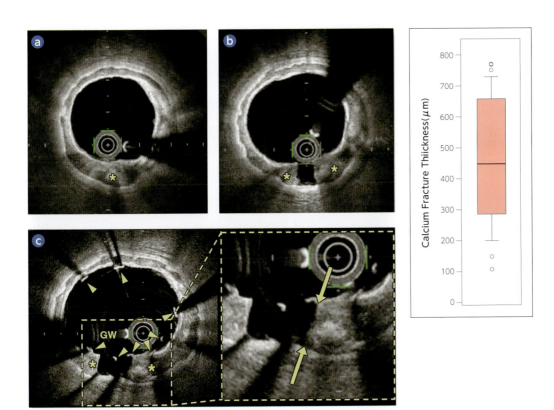

図5 crack

(Kubo T, et al：JACC Cardiovascular Imaging 8：1228, 2015より許諾を得て転載)

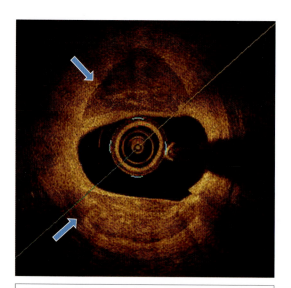

図6 石灰化のサンドウィッチ

12時と6時方向に石灰の島を認める（→）。

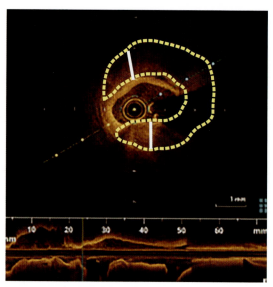

図7 270度程度の石灰化

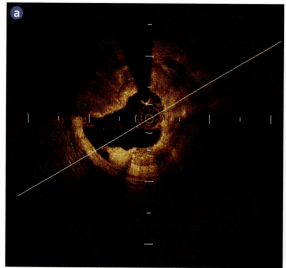
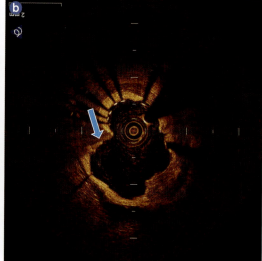

図8 270度の石灰化病変症例

a：経皮的バルーン血管形成術（POBA）後　b：ステント留置後

バルーンでcrackが形成されるも，ステントは不正形となった。9時方向に形成された棘（b→）のためにバルーン挿入が困難となり，またバルーン拡張時，バルーン破裂をきたした。

ロタブレータバーサイズの決定方法

ロタブレータのバーサイズの決定は，
①slow flow/no-reflowのリスク
②穿孔（perforation）のリスク
③ロタブレータによる切除効果
の3点から判定すべきと考える。

slow flow/no-reflowになる要因として，石灰化前後の不安定プラークの存在，石灰化の切除範囲の大きさ・長さが関与していると考えられる。石灰化量が非常に多い場合は，slow flow防止のため，まずは小さなロタブレータバーを選んだほうがよいと考える。

穿孔のリスクについては，偏心性の石灰化が問題となる。一般にOCT/OFDIの通る場所とロタブレータの通る場所が似かよっており，健常側からOCT/OFDIカテーテルの通る場所の長さを測定し，そこからバーサイズを決定したほうがよいと考えられる（図9）。

また，ロタブレータバーが石灰化病変より末梢にいってしまうこともあるため，石灰化の遠位部のOCT/OFDIの情報も参考にすべきと考える。

ロタブレータによる切除効果については，前述した通り，OCT/OFDIの通る場所を参考に，バーサイズを決定する（図9〜12）。

中津スタイル ここがコツ

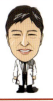

「ロタブレータバーサイズの決定方法」
通常，OCT/OFDIカテーテルもしくはガイドワイヤーの周辺がロタブレータバーにより切除されることが多い。それらの位置と，石灰の分布・厚さを考慮してロタブレータバーサイズを決定する。

ステント留置の適応

石灰化にcrackが入っていない状態でステントを留置するとステント拡張不良を呈し，stent failureにつながる可能性が高い。できる限り大きなロタブレータバーで切除しても，カッティングバルーンやスコアリングバルーンにてcrackが入らない場合はステントを留置すべきでないと考えている（図13a）。また，crackがsingleの場合は，ステント拡張不良や不正形のステントとなることがあり（図8），なるべく複数のcrackを形成すべきである。

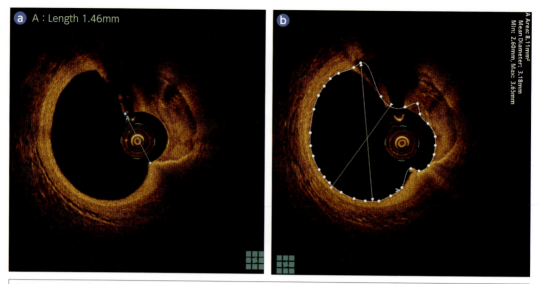

図9　ロータブレータバーサイズの決定

a：ロータブレータ1.5mm切除後　b：ロータブレータ2mm切除後
1～3時方向に石灰化プラークを認め，ロータブレータにて，OCTカテーテル近傍が切除されているのがわかる。さらに，他の健常側にはinjuryがないのも確認できる（a）。このような場合は安心してロータブレータバーサイズをアップしうる（b）。

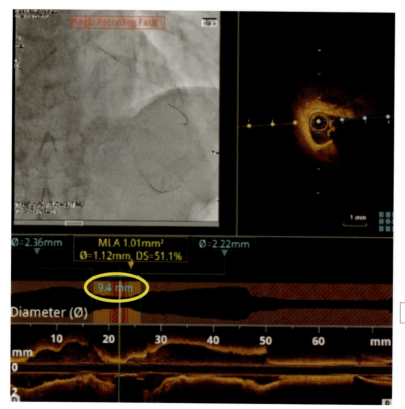

図10　LADの石灰化病変

ロータアブレーションにて切除される石灰化病変は，OCT上9.4mmと短く（黄丸），slow flowのリスクは低いと考えられた1例。

3 石灰化病変

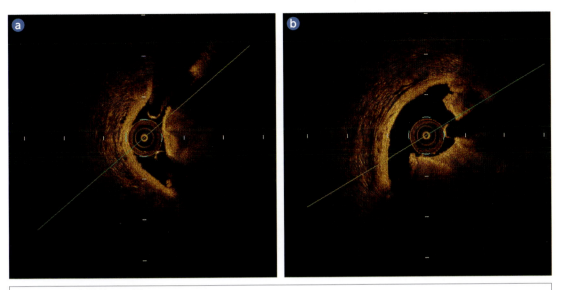

図11 石灰化結節の1例

a：calcified nodule　b：post Rota 1.75mm
3時方向に石灰化結節を認め，ロータブレータバーサイズ 1.75mmにて石灰化結節が切除された．偏心性の石灰化でロータアブレーションによる切除部位の推定が困難な場合は，ロータブレータバーサイズは小さめからアブレーションを行い，切除された部分を確認しながらバーサイズアップをする．

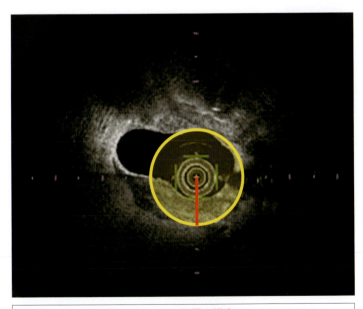

図12 ロータアブレーションの効果の推定

OCT/OFDIカテーテルを中心にロータブレータバーサイズ径と同じ円を描き，切除される部分を推定する．

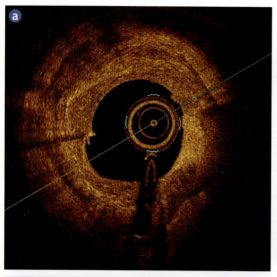
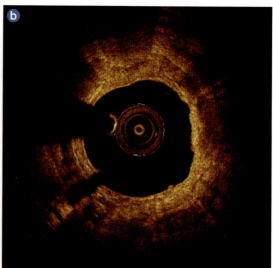
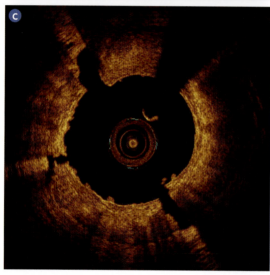

図13 ロータブレータ切除後，バルーン拡張にて形成されるcrackのパターン

a：no crack
b：single crack
c：multiple cracks

症例呈示

■ 症例1（図14～20）

　虚血性心疾患からの急性心不全が疑われ，冠動脈造影を施行。左冠動脈主幹部（**LMT**）に75％狭窄，左冠動脈前下行枝（**LAD**）#6～7に75％狭窄を認め，同部位にPCIを施行した（**図14**）。

　OFDIを行うと，第一中隔枝と第一対角枝の間に全周性の石灰化を認め（**図15**），ロータブレータが必要と考えられた。

　slow flowのリスクとしては，末梢血管径は比較的大きく，石灰化病変長は8.7mmと比較的短く（**図15**），slow flowのリスクは低いと判断した。

　冠動脈穿孔のリスクに関しては，石灰化病変のdistal部分をみると，OFDIを

LMT：left main trunk
LAD：left anterior descending

3 石灰化病変

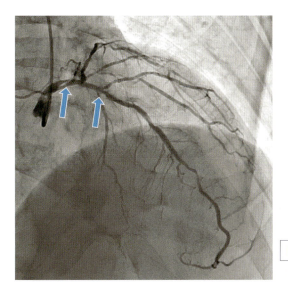

図14 冠動脈造影像

LMT～LADに石灰化狭窄を認める（→）。

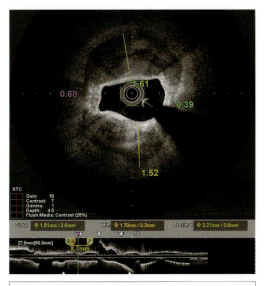

図15 LADの石灰化病変

全周性の石灰化病変長は8.7mm。

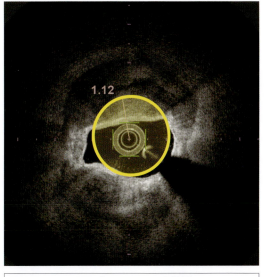

図16 ロータブレーションの効果

2.25mmロータブレータバーにより切除されると思われる領域の推定。

通る場所と健常側が離れており，ロータブレータがもし末梢部を通過しても冠動脈穿孔のリスクは低いと考えられた。

　アブレーション効果については，ロータブレータバー 2.25mmを使った場合，図16のような効果が得られると考えられ，2.0mmでは十分な効果が得られず，2.25mmが適切なサイズであると判断した。そこで，ロータブレータバー2.25mmでアブレーションを行い，その結果，石灰化をアブレーションすること

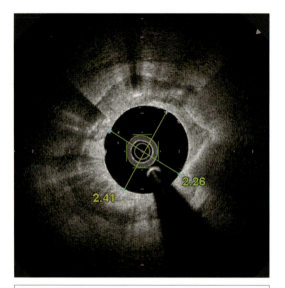

図17 ロータブレータ 2.25mm

OFDIにて推定された通りの切除が得られた。

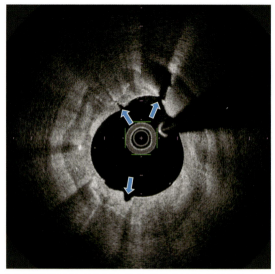

図18 カッティングバルーン 3.0mmにて拡張

カッティングバルーンにて，3つのcrackが形成された（→）。

ができた（図17）。

その後，石灰化にcrackを入れるために，カッティングバルーン3.0mmにて前拡張し，crackを入れることができたため（図18），ステント留置を行うこととした。3.0×38mmのステントを留置し，石灰化部分の最小ステント面積（**MSA**）が7.1mm²と良好に開大させることができた（図19）。

最終冠動脈造影では，良好な拡張と血流が得られている（図20）。

MSA：
minimum stent area

■ 症例2（図21）

労作性狭心症の症例。

LADに屈曲を伴うび漫性石灰化病変を認めた（図21a→まで）。

OFDIカテーテルは病変部を通過せず，やむをえずロータブレータバー1.5mmにて切除した（図21a→まで）。その後OFDIカテーテルが通過した。

末梢部（図21b①）では偏心性石灰化を呈しており，ロータブレータ切除による冠動脈穿孔の危険性があると考えられた。中枢側（図21b②〜⑤）は全周性石灰化であり，安全にロータブレータバーのサイズアップができ，optimal stentingの一助になると判断された。

slow flowとならないように，ニトロプルシドを投与しながらロータブレータバー1.75mmで切除した。その後2.5mmバルーンですべての部分を拡張しcrackを形成した（図21c②〜④）。

最中枢側では厚い石灰化が全周性に残存しており，バルーン拡張にてcrackは1つしか形成されなかった。さらなるロータバーサイズアップが必要と判断され

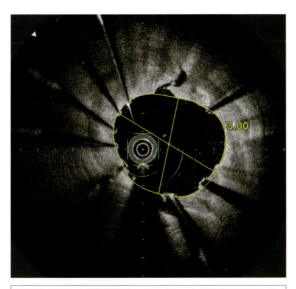

図19 crack形成部分へのステント留置後の最小ステント面積（MSA）

3mmステント留置にてMSA 7.1mm² となった。

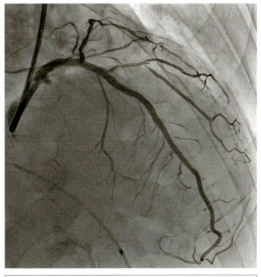

図20 最終冠動脈造影像

良好な冠動脈拡張が得られた。

たが，保険適用上の制約のため，高圧拡張にてバルーンが拡張されることを確認してステントを留置し，後拡張にて良好な拡張が得られた（図21c⑤）。

XIENCE® ステント 2.5×38mm，3×38mmを留置し，すべての領域で良好なステント拡張が得られた（図21d）。マルアポジションは血管内腔の不正形のために複数箇所残存していた。

8カ月後のフォローアップ造影では，石灰化，長病変にもかかわらず再狭窄は認めなかった（図21e）。

OFDIガイドにて，ロータブレータを用いて十分な病変前処置を行い，optimal stentingができたことが，良好な結果をもたらしたと思われた。

中津スタイル ここがコツ

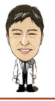

「ロータブレータバーはなるべく大きなサイズで!!」

石灰化病変では，OCT/OFDIにより石灰の厚さ，分布を評価し，ロータブレータにて切除される部分を推定し，積極的に大きいバーサイズで病変前処置を行う。ただし，削りすぎによるslow flowの出現も考慮しなければならない。

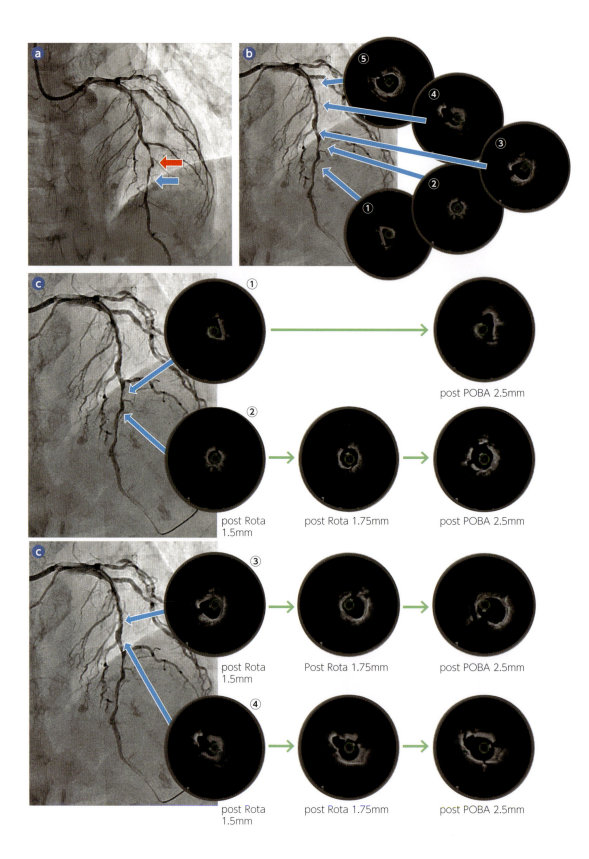

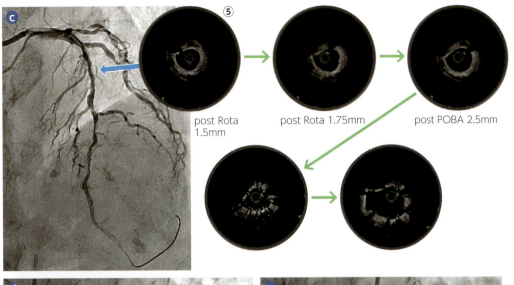
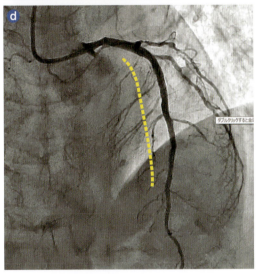
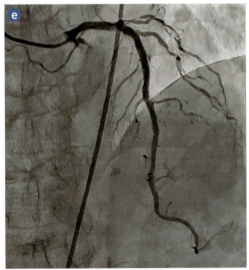

図21　LADのび漫性石灰化症例

a：→まで連続性に石灰化を認めた。OFDIカテーテルが不通過であったため，→までロータブレータ1.5mmにてアブレーションを行った。

b：②〜⑤ ロータブレータ1.5mmでアブレーションを行った後のOFDI像。
　①では偏心性の石灰化を呈し，ロータブレータによる冠動脈穿孔のリスクがあると判断された。
　②から近位は全周性の石灰化を認め，ロータブレータバーサイズ1.75mmへサイズアップが必要と判断された。

c：①ロータブレータをせずにバルーンのみで拡張した。
　②〜④ロータブレータ1.75mmにサイズアップし，アブレーション後，2.5mmバルーンでcrackを形成した。
　⑤ロータブレータ1.75mmにサイズアップし，アブレーション後，2.5mmバルーンでcrackを形成したものの，crackは1個のみであった。ステント拡張不良は高圧拡張にて改善された。

d：最終造影像。XIENCE®ステント 2.5×38mm，3×38mm を留置し（破線部分），すべての部位で良好なステント拡張が得られたが，マルアポジションは一部残存していた。

e：8カ月後のフォローアップ造影像。石灰化部位にlong stentingを行ったが，再狭窄を認めなかった。

文献

1) Bourantis CV, Zhang YJ, Serruys PW, et al : Prognostic implications of coronary calcification in patients with obstructive coronary artery disease treated by percutaneous coronary intervention: a patient-level pooled analysis of 7 contemporary stent trials. Heart 100 : 1158-1164, 2014.
2) Kume T, Okura H, Kawamoto T, et al : Assessment of the coronary calcification by optical coherence tomography. Eurointervention 6 : 768-772, 2011.
3) Kubo T, Shimamura K, Ino Y, et al : Superficial calcium fracture after PCI as assessed by OCT. JACC Cardiovascular Imaging 8 : 1228-1229, 2015.

II OCT/OFDIガイドPCIの実践

4 長病変

志手淳也

>> 徹底活用のための **Point**

- 高度狭窄を伴う長病変では，まず小径（2～2.5mm）のバルーンで前拡張を行い，ニトログリセリンを冠注してから，OCT/OFDIスキャンニングを行う。これにより，冠動脈血流不足や冠攣縮による冠動脈末梢内腔径の過小評価を防ぐことができる。
- Angio Co-RegistrationによるOCT画像の病変位置判断は不正確な場合がある。スキャンのスターティングポイントからの距離や側枝との位置関係から病変部位を判断するほうが正確である。特に長病変では，病変と側枝との位置関係の把握が重要である。

▶ PCIストラテジーの決定

　長病変では，ステントの留置部位およびサイズの決定に苦慮する場合が多い。OCT/OFDIは冠動脈病変の病変長，内腔径，側枝の位置関係を正確に示しうる。

　筆者らはOCT/OFDIにより示される冠動脈マップを中心に，PCIのストラテジーを決定している。

　まず，小径バルーンサイズ（2～2.5mmもしくは側枝に使うと思われるバルーン）で前拡張（predilation）を行い，ニトログリセリン冠注にて十分に冠動脈を拡張させてから，健常と思われる末梢部位からスキャンをする。スキャンのスタートポイントはマーカーとなりうる側枝よりすぐ末梢に置くと，病変像が理解しやすい。

　複数のステントを留置する場合は，ステントオーバーラップが主要な側枝にこないように考慮しながら，すべての病変をカバーできるようにステント長をプランニングすることが重要である。

> **Advice**
>
> 長病変ではステント留置部位の末梢側と中枢側で内腔径が著しく異なることがある。特に左冠動脈で，この傾向は顕著である。
> 　まず，末梢経に合わせてステント径を選択し，中枢側はその径に合わせて別の大きなバルーンで後拡張を行い，ステントを冠動脈にフィットさせる。
> 　ステントを複数留置させないと病変部をカバーできない場合は，主要側枝にステントオーバーラップがこないように，ステント長を選択する。

実際の症例を示し，ステントサイジングの方法，landing zoneの決定方法を示す。

症例呈示

左冠動脈前下行枝（**LAD**）にび漫性の90％狭窄を認めた。
　ガイドワイヤーをLADと第一対角枝（**D1**）に挿入した後，D1入口部のOCT評価を行った。その結果，D1入口部に狭窄はなく，分岐部形態は1，1，0，LADへのsingle stenting + kissing balloon technique（KBT）で治療可能と判断した（図1）。
　LAD狭窄部位を2mmバルーンで前拡張した後ニトログリセリンを冠注し，十分な冠動脈拡張を得た後，OCT撮像を行った。OCTスキャンのスターティングポイントは第二対角枝より末梢から行い，survey pull back mode（75mm長）

LAD：left anterior descending
D1：first diagonal branch

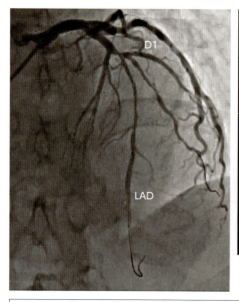 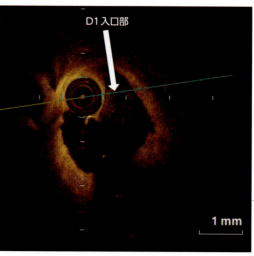

図1　D1入口部のOCT評価

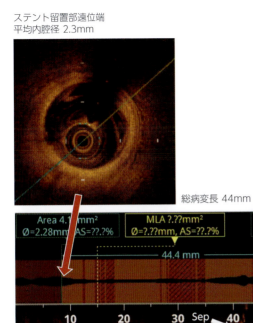
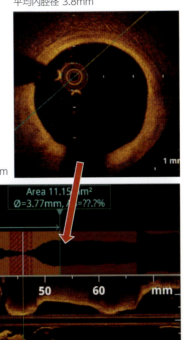
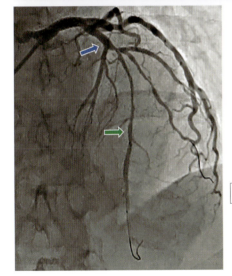

図2　病変部遠位端と近位端のOCT断面像

Sep：中隔枝。
D1：first diagonal branch
→：ステントのproximal landing point。
→：ステントのdistal landing point。

にてスキャンした（図2）。

　カットプレーンビューは主要分枝であるD1に置き，対側には小さい2nd中隔枝入口部が観察された。

　ステント留置部遠位端の平均内腔径は2.28mm，近位端は3.77mmであった。総病変長は44mmであるため，ステントは2本必要と判断された（当時は，48mmステントは存在しなかった）。

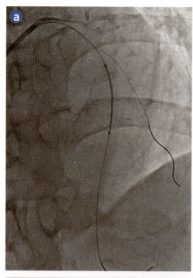
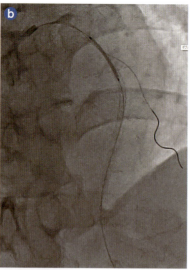
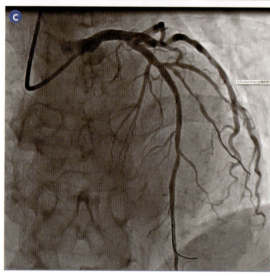

図3　最終OCT撮像兼最終冠動脈造影像
a：XIENCE® ステント 2.5×28mm
b：Nobori® ステント 3.5×18mm
c：OCT撮像兼最終造影

　末梢側に38mm長のステントを選択するとちょうどD1入口部にステントオーバーラップがくることになるため，28mm長のステントを選択することとした．中枢側は残り16mmであるため，18mm長のステントを選択すれば2mmステントオーバーラップができることとなる．

　ステント径は内腔径の0.25mmサイズアップを選択し，XIENCE®ステント 2.5×28mmを末梢側に，Nobori®ステント 3.5×18mmを中枢側に留置した．

　最後に，LADとD1にKBTを行い，良好な拡張を得た（図3）．

Advice

　　病変が75mm以上あれば，最長150mmスキャンが可能なOFDIを用いると一度にスキャン可能である．

II OCT/OFDI ガイド PCI の実践

5 小血管

柴田浩遵

> **>>徹底活用のための Point**
>
> - 小血管に対し，バルーン拡張を行い，OCT/OFDI 上解離を認めず，lumen gain がよければ，薬剤コーテッドバルーン(DCB)治療で終了するのも一法である。
> - 小血管でもOCT/OFDIガイドで適切にステントを留置すれば，予後は良好と考えられる。

▶ 小血管における治療のエビデンス：ステントか，DCBか？

　通常のPCIにおいて，ステント治療が一般的な治療であることはいうまでもない。しかしながら，小血管においてステント治療がベターであるかどうかは議論がなされている。その理由としては，通常の病変に比べ高い再狭窄率を有するからである。

　冠動脈の小血管病変にするPCIのネットワークメタ解析では，パクリタクセル溶出ステント，薬剤コーテッドバルーン（**DCB**），ベアメタルステントによる治療，ならびにバルーン形成術と比較し，第一世代のシロリムス溶出ステントは，造影および臨床成績が良好であったと報告された[1]。また，*de novo* の小血管病変を有する患者において，DCBと第二世代のエベロリムス溶出ステントによる治療成績では，1年後の主要心血管イベント（**MACE**：心臓死，非致死性心筋梗塞，標的血管再血行再建術［**TVR**］），および標的病変再血行再建術（**TLR**）の割合は類似していたと報告がなされた[2]。これらの結果から，小血管治療に対するDCBによるステントレスストラテジーは治療の一選択肢になりうると考えられる。

DCB: drug-coated balloon

MACE: major adverse cardiovascular event

TVR: target vessel revascularization

TLR: target lesion revascularization

▶ 小血管におけるステントレスストラテジー

　2.25mmのステント留置を躊躇するような小血管病変においては，ステントレスストラテジーが有効であろう。しかし，ステントレスで治療を終える条件としては，最低限，血管造影上の解離がType B以下であることが考えられて

おり，DCB前の前拡張が非常に重要となってくる。古典的バルーン血管形成術（**POBA**）時代の文献では，通常のバルーンと比べ，カッティングバルーンを使用すると，造影上，Type C以上の解離をきたすケースが少ないことが報告されており[3]，カッティングバルーンやスコアリングバルーンによって低圧から拡張し，できる限り解離を作らないという手技が大切であると考える。

　筆者らはOCT/OFDIを活用することにより，バルーニング後の解離や内腔径を詳細に評価しうることから，安心してステントレスストラテジーで終えることができるようになった。過去の報告からはOCT/OFDIで描出されるminor dissectionは後の臨床転帰に影響しないとの報告もあり[4]，DCB後のOCT/OFDI所見を評価することで，DCBの成績がより向上すると期待している。

POBA : plain old balloon angioplasty

小血管におけるステント径の決定法

　当院におけるOCT/OFDIからのステント径の決定方法は，基本的には通常の病変と同じである。ステント遠位端がプラークの少ないnormal zoneに位置できる場合は，その内腔径より0.25mmサイズアップし，脂質成分や偏心性プラークがある場合はジャストサイズのステントを選択する。

　しかしながら小血管の場合は，0.25mmサイズアップをしても2.25mmに届かない場合がある。その際は，ステントエッジ部分を側枝入口部に位置させることにより，解離を回避できる可能性がある。いずれにしても，なるべく健常な部分を探し，ステントを低圧で留置するようにしている。

中津スタイル　ここがコツ

「小血管にステントを留置する際の解離の予防」
　血管内腔が小さく，2.25mmステントでもオーバーサイズとなるような場合は，ステントエッジをあえて側枝入口部に位置させ，解離を防ぐことができる。

　筆者らの検討では，2012〜2016年に402例の2.25mm薬剤溶出性ステント（**DES**）が留置され，そのうち，325例がOCT/OFDIガイドで留置されていた。平均10カ月フォローアップOCTを施行しえたのが106例であり，再狭窄例は17例のみであった（**図1**）。このことから，OCT/OFDガイドによるsmall vessel DES stentingはacceptableであると考えられる。再狭窄の有無で比較すると，臨床像や罹患枝，ステント種類，ステント長などに差はなかった（**表1, 2**）。再狭窄の有意な因子は，ステント留置前のdistal reference area, massive in-stent protrusion, hemodialysisであった（**表3**）。

DES : drug eluting stent

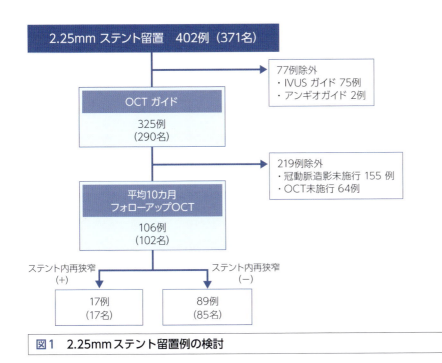

図1 2.25mmステント留置例の検討

表1 小血管病変にOCT/OFDIガイドで2.25mmステントが留置され，フォローアップカテーテルが行われた症例（臨床，病変内）

n（%）	ステント内再狭窄（+） n=17	ステント内再狭窄（−） n=89	p値
急性冠症候群/安定狭心症	5（29）/ 12（71）	17（19）/ 72（81）	0.34
de novo/ステント内	14（82）/ 3（18）	82（92）/ 7（8）	0.2
標的病変			0.42
左冠動脈前下行枝（LAD）	11（65）	38（43）	
左冠動脈回旋枝（LCX）	4（24）	33（37）	
右冠動脈（RCA）	2（12）	18（20）	
慢性完全閉塞（CTO）	2（12）	3（3.3）	0.18

表2 ステント・手技の内訳

n（%）	ステント内再狭窄（+） n=17	ステント内再狭窄（−） n=89	p値
ステント PEES / XEES / R-ZES / 3rd EES	8/5/3/1 (47/29/18/6)	43/27/8/11 (48/30/9/12)	0.96/0.98/0.80/0.35
ステントの直径（mm）	2.25		＞0.99
ステント長（mm）	20.9±6.9	21.4±7.3	0.8
	12（70）	59（66）	0.73
ロータブレータの使用	3（18）	4（5）	0.08
ステントオーバーラップ	4（24）	39（44）	0.12

表3　再狭窄因子の多変量解析結果

	調整オッズ比	95%信頼区間	p値
pre distal reference area	0.1879	0.0571-0.6183	0.0059
massive in-stent protrusion	9.144	1.5262-54.7839	0.0154
hemodialysis	5.4788	1.3238-22.6748	0.0189

症例呈示

症例1

患者：60歳代，男性。

もともと他院で左冠動脈主幹部（**LMT**）～前下行枝（**LAD**）にステント留置がなされている患者で，当院にはLADのステント再狭窄による急性冠症候群にて入院となった。その際に左冠動脈回旋枝（**LCX**）の入口部に高度狭窄を認め，血流予備量比（**FFR**）を測定すると0.69と低下しており，かつ狭窄部でstep-upを認めたことから，治療適応と判断した（図2）。

OFDIを行うと，図3のように偏心性の脂質性・石灰化プラークを認めた。ステントを留置した場合，2ステントによる複雑な分岐部処理が必要となることを考えると，DCBでのnon-stenting strategyを第一に考えた。そこで，まず解離が起こらないようにカッティングバルーンにより低圧で拡張し，DCB 2.5mmにて処理したところ（図4），血管造影上良好なacute gainが得られ（図5），OFDIでも解離像を認めなかった（図6）。

LMT：left main trunk
LAD：left anterior descending
LCX：left circumflex
FFR：fractional flow reserve

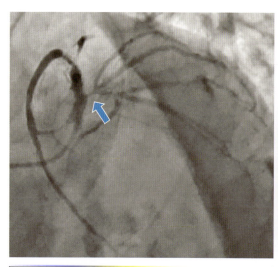

図2　冠動脈造影像

LCX入口部に高度狭窄を認め（→），FFRを測定すると0.69であった。

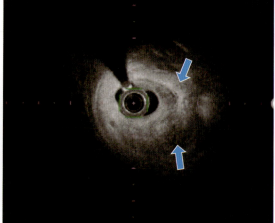

図3　OFDI像

偏心性の脂質性・石灰化プラークを認めた（→）。

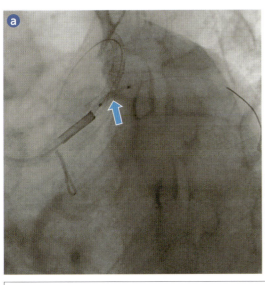
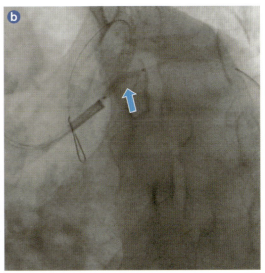

図4 カッティングバルーン 2.25mm + DCB 2.5mm

a：カッティングバルーンにて低圧で拡張（→）。　b：DCB 2.5mmにて処理（→）。

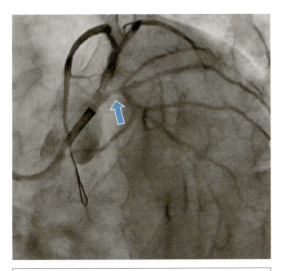
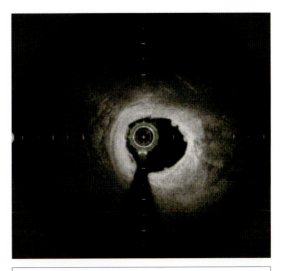

図5　最終冠動脈造影像

図6　最終OFDI像

解離は認めなかった。

本症例は8カ月後に再造影しているが，再狭窄は認めず経過している。

■ 症例2

患者：70歳代，男性。

LADのST上昇型心筋梗塞（**STEMI**）にてLADにステントが留置されており，フォローの心筋シンチグラムにて前壁の虚血を認めた。冠動脈造影を行うと，LAD #8に75％の狭窄を認めた（図7）。心筋シンチグラム陽性ではあったが，確認のためFFRを行うと，0.70と虚血を認め，PCIを行うこととした。

STEMI：
ST elevation myocardial infarction

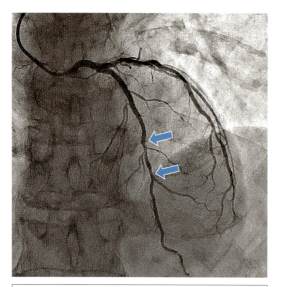

図7　冠動脈造影像

LAD #8に75%の狭窄を認めた（→，FFR 0.70）。

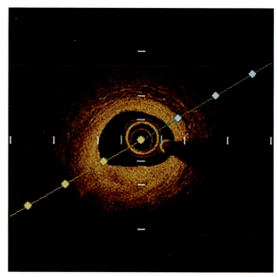

図8　OCTにおける線維性プラーク像

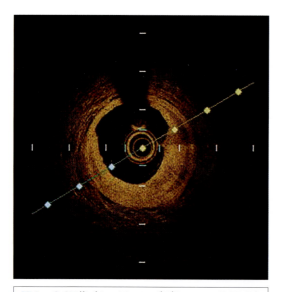

図9　OCT像（カッティングバルーン＋DCB後）

カッティングバルーン 2.25mmにて前拡張し，OCTにて解離のないことを確認し，DCB 2.5mmで処理して終了。

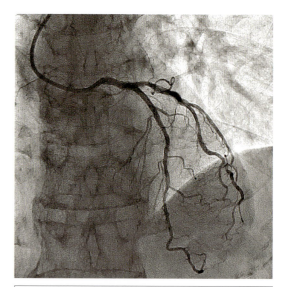

図10　最終冠動脈造影像

　しかし末梢血管であり，将来の冠動脈バイパス術（**CABG**）のバイパス吻合部になりうる場所であり，non-stent strategyをとることとした。

　OCT像では線維性プラークが偏心性に認められており（図8），カッティングバルーン 2.25mmにて前拡張し，OCTにて解離のないことを確認し，DCB 2.5mmで処理して終了とした（図9）。

　最終冠動脈造影像（図10）を提示する。

CABG：
coronary artery bypass grafting

■ 症例3

患者：70歳代，男性。

労作性狭心症の精査のために冠動脈造影を行った。右冠動脈（**RCA**）#4PDに90％狭窄を認めたため（図11），PCIを施行した。

OCTカテーテルは通過するものの，造影剤が末梢に流れず，病変部の評価は困難であったため，2.0mmのバルーンにて前拡張を行った。OCTを撮像すると狭窄部に解離の所見を認め，ステントを留置する方針とした。

まず，distal referenceのvessel diameterを計測したところ，2.01mmであったため，2.25mmのステント留置可能と判断した（図12）。

2.25×24mmのステントを留置し，OCTにて解離所見を認めず，良好な拡張と血流を得ることができたため，終了とした（図13）。

RCA：right coronary artery

Advice

小血管では，IVUSカテーテルが内腔を占拠し，内腔評価が困難な場合が多い。OCT/OFDIでは，小血管でも鮮明に内腔評価が可能である。

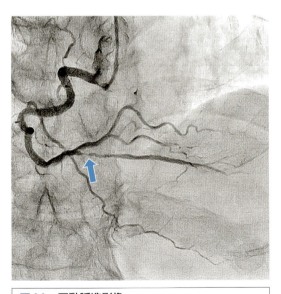

図11　冠動脈造影像

RCA #4PDに90％狭窄を認めた（→）。

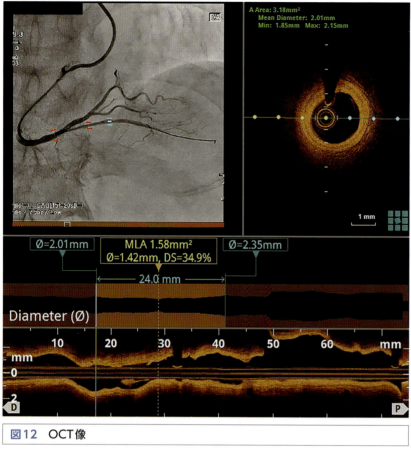

図12　OCT像

distal referenceのvessel diameterは2.01mmであったため，2.25mmのステントを留置可能と判断した。

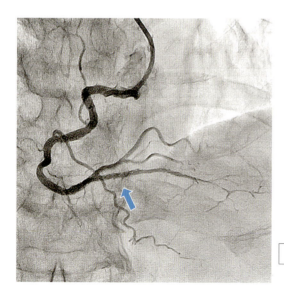

図13　冠動脈造影像

良好な拡張と血流を得ることができた（→）。

文献

1) Siontis GC, Piccolo R, Praz F, et al : Percutaneous coronary interventions for the treatment of stenoses in small coronary arteries : a network meta-analysis. JACC Cardiovasc Interv 9 : 1324-1334, 2016.
2) Giannini F, Latib A, Ancona MB, et al : A propensity score matched comparative study between paclitaxel-coated balloon and everolimus-eluting stents for the treatment of small coronary vessels. Catheter Cardiovasc Interv 90 : 380-386, 2017.
3) Ergene O, Seyithanoglu BY, Kaya D, et al : Comparison of angiographic and clinical outcome after cutting balloon and conventional balloon angioplasty in vessels smaller than 3mm in diameter : a randomized trial. J Invasive Cardiol 10 : 70-75, 1998.
4) Kume T, Okura H, Yoshida K, et al : Natural history of stent edge dissection, tissue protrusion and incomplete stent apposition detectable only on optical coherence tomography after stent implantation–preliminary observation. Circ J 76 : 698-703, 2012.

II OCT/OFDIガイドPCIの実践

6 急性冠症候群

木島洋一

>> 徹底活用のための **Point**

- OCT/OFDIはvulnerable plaqueやplaque ruptureを明瞭に描出する。
- OCT/OFDIによって描出されたculprit lesionの形態により,ステンティングストラテジー,内服加療の選択がなされるべきである。

本項では,急性冠症候群（**ACS**）におけるOCT/OFDIの有用性について述べていきたい。筆者がPCIに関わり始めたころ,ACSの概念自体は認知され始めたものの,その病態を実臨床から体感することは困難であった。その後,本邦では積極的にIVUSが使用されることとなり,冠動脈壁内に存在するプラークを可視化したという意味で非常に大きな一歩であった。しかし,実臨床例では論文の図で目にするようなvulnerable plaqueやplaque ruptureのイメージを観察することはまだまだ難しい時代であった。

近年,OCT/OFDIが研究主体のツールからより臨床へ応用されるツールへと進化し,OCT/OFDIガイドPCIが日常的に行われることとなり,より詳細な冠動脈壁の観察が可能となった。その結果,vulnerable plaque像やplaque rupture像（図1a, b）を実際に同定しながらPCIを行うことが可能となった。

それでは,実際のOCT/OFDI画像を基にACSの病態と治療について解説する。

ACS: acute coronary syndrome

▶ ACS病変観察のためのストラテジー

患者がACSとしてカテーテル室に入室し冠動脈造影を行うタイミングでは,血管内の状況はさまざまである。すでに自然再灌流をきたしたような例では,vulnerable plaqueやplaque ruptureのような血管内のイメージをOCT/OFDIにより比較的容易に得ることが可能であるが,ST上昇型心筋梗塞（**STEMI**）症例で冠動脈が完全に閉塞している場合には,冠動脈内腔が血栓により充満されており,この状況下ではOCT/OFDIでの観察は困難である（図2a, b）。

STEMI: ST-segment elevation myocardial infarction

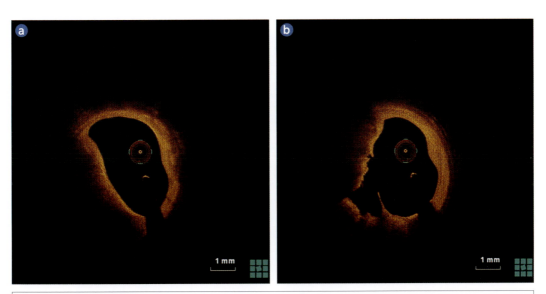

図1　vulnerable plaque像（a）とruptured plaque像（b）

a：菲薄化した線維性被膜（TCFA）によって覆われた脂質成分に富むattenuated plaque。
b：線維性被膜が断裂し，プラークが破綻。脂質コア（lipid core）などの成分が一部抜け落ちた像。

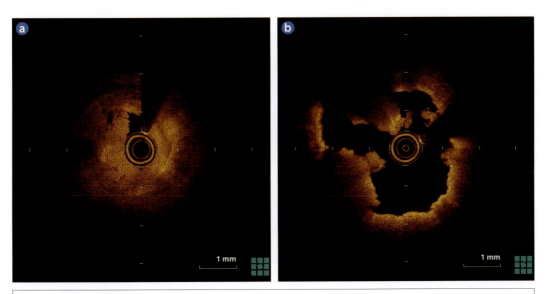

図2　冠動脈内血栓像

a：血小板成分主体の白色血栓が充満。
b：やや時間の経過した赤色血栓主体のOCT像。

　まず，OCT/OFDIで病変を観察する以前の問題として，STEMIの状況下においては迅速に再灌流を得ることが必須である。当院ではガイドワイヤーの病変通過後に血栓吸引カテーテルを用いて血栓吸引を試みている。血栓吸引後の時点で冠動脈に高度狭窄が残存している場合はOCT/OFDIのイメージングカテーテル自体が冠動脈内腔をwedgeしてしまうため，病変部末梢の血流除去が不能となり，

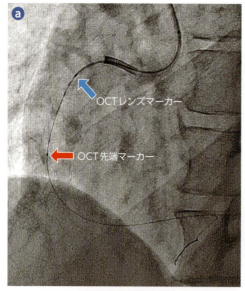
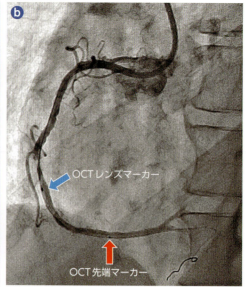
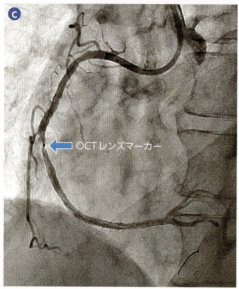

図3　push法によるOCTでの高度狭窄病変の観察

a：OCTカテーテルの先端を高度狭窄病変の手前まで進める。
b：造影剤を注入し病変部〜末梢が造影剤で満たされたタイミングで，OCTカテーテルのレンズマーカーを高度狭窄病変の奥まで進める。
c：OCTによる高度病変部のスキャンニングが可能となる。

画像習得が困難である。この場合，造影剤を先行して対象冠動脈内に注入し，同時にイメージングカテーテルを素早くターゲット末梢まで押し込み，スキャンニングを行うpush法を用いると，病変の観察が可能となることが多い（図3）。本手技では，事前にOCT/OFDIカテーテルを病変部に挿入させて，抵抗なく通過できるかを確認しておく。抵抗があれば，カテーテルをpushするときにガイドカテーテルがはじかれて，うまく冠動脈内をフラッシュできないこととなる。この場合はバルーンによる前拡張を行うことをお勧めする。

　血栓吸引カテーテルが通過しない場合や十分な血栓吸引効果が得られないケースでは小径バルーン（2〜2.5mm）での前拡張を行い，再灌流を得てからOCT/

OFDI撮像を行う。その際には責任病変だけでなく，標的冠動脈全体のプラークの状態をOCT/OFDIを用いて判断する。ACSに限ったことではないが，IVUSと異なりOCT/OFDIでは血球除去の必要性があることから何度も繰り返して病変をプルバックすることはないので，イメージングカテーテルの1回のスキャンニングで描出可能な距離やスキャンニング開始位置と側枝の位置関係を把握しておくことも重要となる。

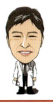

中津スタイル ここがコツ

「STEMI症例におけるOCT/OFDI施行のコツ」
STEMI症例では，まず血栓吸引を行い，再灌流を得てからOCT/OFDIを行う。冠動脈高度狭窄にて，末梢血液の除去が不能な場合は，push法を用いる。

▶ culprit lesionに対するステント留置方法

　最終的にはプラーク破綻を起こした部分はもちろんのこと，それに連続するvulnerable plaqueをできるだけカバーし，冠動脈にステントを留置することが基本的なストラテジーとなる。またステント留置時には，そのエッジにメジャーな解離を引き起こすことなく留置しなければ，急性冠閉塞のリスクを残すこととなる。

　OCT/OFDIは不安定プラークの同定が可能であり，長軸方向の正確な距離情報を提供するため，精度の高いステントサイジングを可能とする。ステントのlanding pointとしてほぼプラークのない部分を見つけることが理想であるが，線維成分主体の安定したプラーク部分であればlanding pointとすることは可能であり，ステント径としては内腔径の0.25mmアップ，あるいは0.5mmアップの範囲で選択することができる。

　一方でACSを起こすような患者では，断続的にlipid rich plaqueが連続することもしばしば見受けられ，lipid rich plaque上をステントエッジとすることが余儀なくされる場合には，内腔と同じジャストサイズか，0.25mmアップまでのステント径を選択するとともに，低圧留置など慎重なステント留置が求められる。

　冠動脈がpositive remodelingを呈し，ステント留置時に一気にプラーク内の成分や血栓が押し出されると想定される場合には，末梢保護デバイスの使用も考慮される。現時点では，末梢保護デバイスの適応基準に関してOCT/OFDIでのエビデンスは明らかとはされていないが，IVUSと同様に短軸，長軸上のプラークボリュームとOCTの光が減衰する脂質や赤色血栓のようなプラーク性状を参考にすべきと考えている（図4a, b）。

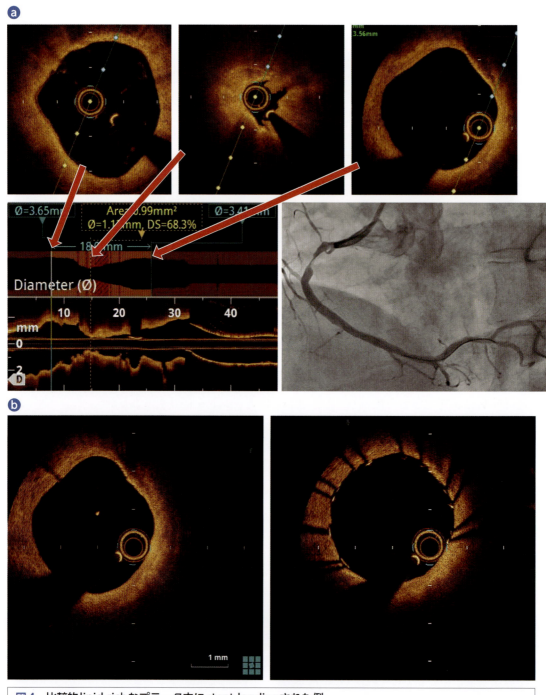

図4　比較的 lipid rich なプラーク内に stent landing された例

a：ACS責任病変の血栓吸引後，病変中枢側はプラークが連続し，ステント断端がプラーク上に位置付けとなった例。ステントのproximal側のlanding予定部分には，1時方向に線維性被膜が薄く，低輝度プラークも認められた。

b：（左）ステント留置前。（右）ステント留置後。血管内腔径 約3.4mmに対してほぼジャストサイズの3.5mm径のステントを通常圧で留置。メジャーな解離なくステントは留置された。

ACS症例では，連続するvulnerable plaqueをなるべくカバーするようにステントを留置すべきと考えられる。び漫性にvulnerable plaqueが存在し，ステント断端が位置する場合は，ステントエッジが解離しないようにジャストサイズのステントを留置し，過拡張とならないように注意する。

ACSの発症機序がvulnerable plaque破綻以外と考えられる場合のストラテジー

　一般に，ACSの約7割がvulnerable plaqueの破綻による発症とされており，残りの3割は，石灰化結節や内膜びらん，心房細動による塞栓症によるものとされている。

　また非常にまれではあるが，心臓原発腫瘍であるpapillary fibro-elastomaからの冠動脈塞栓症例の報告もある。このようなケースで閉塞の原因（塞栓子）が除去された段階で冠動脈の血流も良好に確保されている状態では，ステントの留置は不要と思われる。この場合でも解像度の高いOCT/OFDIでの評価で，明らかな内膜の破綻がなく，ある程度内腔が確保されていれば，ステントを留置せずに終了するのも一法かと思われる。

■ 症例呈示

　当院で経験した，発作性心房細動から左冠動脈主幹部（**LMT**）に塞栓をきたしたACS症例を呈示する。血栓吸引にて再灌流を得ることができ，血栓吸引カテーテルで生じたと思われるわずかな内皮の損傷以外には，OCT上で病変を指摘されなかった。

LMT：left main trunk

　本例ではステントの留置はもちろん行わず，超急性期は大動脈内バルーンパンピング（**IABP**）による血行動態サポートで乗り切り，低左心機能の伴う心不全や致死性不整脈発作を多領域にわたるスタッフの協力の下に乗り越え，神経学的障害も残さずに独歩退院となった（**図5**）。

IABP：intra aortic balloon pumping

ステント留置後のoptimaization

　vulnerable plaqueの破綻による病変では，ステント拡張不良となることは少ない。一方，多くのケースでは，予定PCIとは異なり，抗血小板薬2剤併用療法（**DAPT**）も十分に時間をかけて効果を発現させていない状況となるため，血栓産生，血液凝固系優位に傾いた状態であると思われる。十分なヘパリン化が行われていない場合などは，病変部に次から次へと新たに産生される血栓や，留置したステントストラットにまとわりつくような血小板血栓をOCT/OFDIの画像で

DAPT：dual antiplatelet therapy

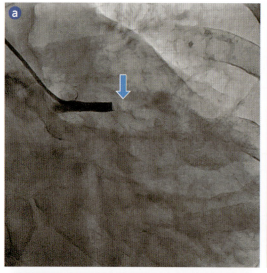
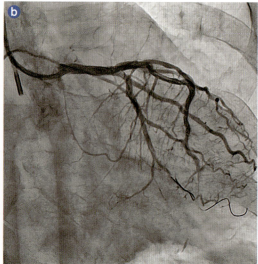
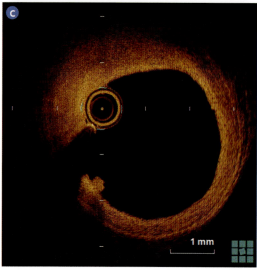

図5 冠動脈造影でのLMT閉塞，血栓吸引後の造影所見・OCT像（発作性心房細動からの血栓塞栓による冠動脈閉塞と判断された症例）

a：LMT閉塞（→）。
b：血栓吸引による再灌流後。
c：血栓吸引後のLMT病変部局所のOCT像。プラークの破綻を疑う所見は認められなかった。

目の当たりにすることもある。活性化凝固時間（**ACT**）や活性化部分トロンボプラスチン時間（**APTT**）の測定とともに，OCT/OFDIにて観察される通常は認めないようなステントに付着する血栓が認められれば，ヘパリン化が不十分であることに気付くことができる。

また，OCT/OFDIによって観察される急性期にステントストラットから突出（protrusion）する組織が多ければ（**図6**），それは遠隔期のイベントを予測するうえでも重要な指標となりうる[1]。OCT/OFDIによる評価が，急性期のステント留置後のスコアリングバルーン追加，さらには慢性期にDAPTをいつまで継続するかなどを判断するうえでも非常に有用であると考えられる。

ACT：activated clotting time

APTT：activated partial thromboplastin time

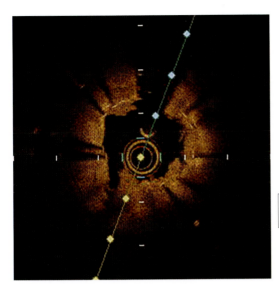

図6 ステントストラットに血小板血栓が付着し，突出（protrusion）が多い状態のOCT像

ステント留置後も血栓量が多く，ストラットの間隙よりのtissue protrusionが多量に認められたため，DAPTと併せて術後ヘパリン持続投与を考慮した例。

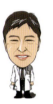

中津スタイル　ここがコツ

「OCT/OFDI所見に基づいたACSの治療選択」

血栓吸引後OCT/OFDI上massive plaque ruptureがなく，血管内腔，血流が確保されていれば，ステントを留置せずに経過観察する。

ステント留置後ステント内に血栓が多量に存在していれば，抗血小板薬，血栓溶解療法を追加することも考慮する。

責任病変以外のTCFAの検出，各種内服薬によるvulnerable plaque安定化の可能性について

一般にACS患者では，冠動脈全体に多くの不安定プラークを有しており，二次イベント発症の責任病変となりうることが示されている。したがって，PCIによる局所治療だけでなく，動脈硬化全体を見据えての治療が必要と考えられる。

OCT/OFDIを用いた研究ではACS患者においてスタチンにより不安定プラークを覆う線維性被膜の菲薄化（**TCFA**）の改善，イコサペント酸エチル（**EPA**）製剤の上乗せによるさらなる改善が示されている[2]。特にEPA製剤においては，その急性効果が期待される報告もみられており（図7），当院ではACS発症急性期からの投与を推奨している。

TCFA：thin-cap fibroatheroma

EPA：ethyl icosapentate

まとめ

ACS，特にvulnerable plaqueの破綻に対して，すでに我々はステントという

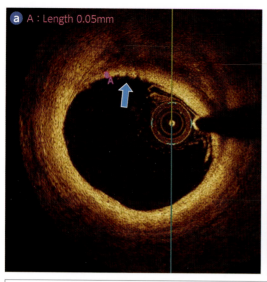 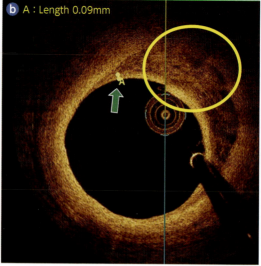

図7 内服加療によりTCFAの改善が示された例
a：ACS発症時に責任冠動脈とは別の枝に発見されたTCFA病変（→）。
b：ロスバスタチンとEPA製剤の投与10日後。線維性被膜の厚みが増加（→），脂質コア内のプラークの輝度もやや上昇し（黄丸），脂質含量の減少が示唆される。

大きな武器を手に入れることができた。この武器をいかに有効に，安全に使えるかという点でOCT/OFDIのもたらす福音は大きく，従来のIVUSや血管内視鏡から得られた知見とも併せて，ACSのより簡便かつ適切な治療の実現に寄与していくものと考えられる。

文献

1) Tsukiyama Y, Kozuki A, Shinke T, et al : Potent effect of prasugrel on acute phase resolution of intra-stent athero-thrombotic burden after percutaneous intervention to acute coronary syndrome. J Cardiol 72 : 403-410, 2018.
2) Nishio R, Otake H, Nakagawa M, et al : Stabilizing effect of combined eicosapentaenoic acid and statin therapy on coronary thin-cap fibroatheroma. Atherosclerosis 234 : 114-119, 2014.

II OCT/OFDI ガイド PCI の実践

7 ステントフォロー・ステント再狭窄

名越良治

>> 徹底活用のための **Point**

- OCT/OFDI はステント内新生内膜の被覆状況，新生内膜組織性状，血栓の有無，ステント内新規動脈硬化病変などの評価に有効である。
- 高輝度，均一で安定した組織と思われる新生内膜がステント内を完全に被覆していれば，抗血小板薬2剤併用療法（DAPT）の中止を考慮する。
- ステント再狭窄例では，ステント内組織性状，バルーンによる内腔確保の程度により，薬剤コーテッドバルーン（DCB）または追加ステントを留置するかを判断する。

▶ ステント留置慢性期の OCT/OFDI 評価のポイント

　OCT/OFDI は，その高い解像度によって，ステント留置直後のステント拡張度，ステントアポジションの定量的評価が可能であり，慢性期においてはステント内に形成された新生内膜の定性的・定量的評価が可能となる。

　薬剤溶出性ステント（DES）留置後，慢性期の新生内膜の厚みを定量的に評価することで，薬剤の新生内膜増殖抑制作用の有効性を示すとともに，その詳細な画像は，一様ではない新生内膜の「質」を示すことで，ステント近傍の血栓や炎症の評価に寄与してきた。

DES：drug-eluting stent

　また，PCI 直後に認めたマルアポジションが，慢性期にも残存しているかどうかを観察することで，PCI におけるエンドポイントの決定にも役立っている[1,2]。

　これらの特徴をふまえ，ステント留置慢性期の OCT/OFDI 評価のポイントとして，

◆ ステントストラットの新生内膜被覆状態の評価
◆ 新生内膜組織性状についての評価
◆ 血栓などを疑う突出する病変や新生アテローム性動脈硬化（neoatherosclerosis）を疑うような所見の有無についての評価
◆ ステントアポジションの評価

などを行うことが重要である。

高輝度均一で，安定した線維組織と思われる新生内膜がステント内を均一に被覆している場合は，抗血小板薬2剤併用療法（**DAPT**）を単剤療法に変更することを考慮する。

DAPT：dual antiplatelet therapy

　一般にステント留置直後350μm以下のマルアポジションは慢性期に新生内膜により埋没し，消失することが多い。

▶ 新生内膜および再狭窄病変のOCT/OFDI所見

　新生内膜および再狭窄病変のOCT/OFDI所見は主に，以下の3つのパターンに分類される[3]（図1）。
①homogeneous type：均一な輝度の高い病変
②layered type：輝度の高い病変と低い病変の2層構造
③heterogeneous type：輝度の低い病変の中にまだらに輝度の高い部分を認める

　これらの所見は組織性状の違いを反映したものと考えられる。homogeneous typeなどに認められる高輝度な部分は主に平滑筋細胞や線維組織を，layered typeやheterogenous typeにおける低輝度な部分はプロテオグリカンやフィブリン，器質化血栓などを反映しているものと推察される。

　また，低輝度の所見を呈する新生内膜・再狭窄病変の中には，壊死性コアを有した新生内膜組織であるneoatherosclerosisが含まれていることもあり，解釈には注意が必要である[4]（図2）。

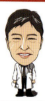

中津スタイル　ここがコツ

「新生内膜・再狭窄病変のOCT/OFDI所見の特徴」
◆ 新生内膜が高輝度，均一　⇒　安定した線維性組織
◆ 低輝度，境界不鮮明　⇒　脂質，プロテオグリカン，赤色血栓
◆ 境界鮮明，低輝度　⇒　石灰

▶ OCT/OFDI所見に基づいた
　ステント再狭窄病変に対する治療戦略

　当院における再狭窄病変に対する治療戦略は，造影所見上の再狭窄パターンお

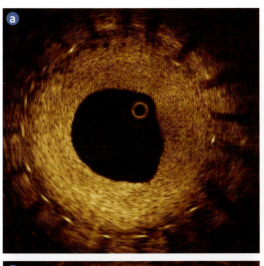
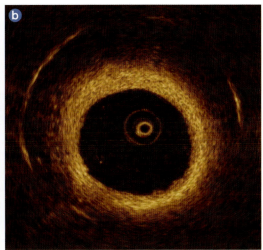
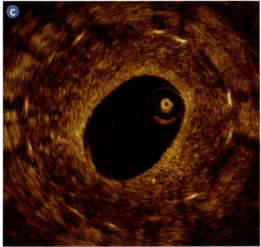

図1 再狭窄病変のOCT像

a：homogeneous pattern。均一な輝度の高い病変。
b：layered pattern。輝度の高い病変と低い病変の2層構造。
c：heterogeneous pattern。輝度の低い病変の中にまだらに輝度の高い部分を認める画像。

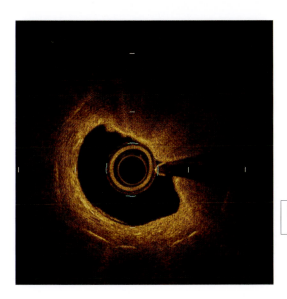

図2 ベアメタルステント留置10年後に認めたneo-atherosclerosisを伴う再狭窄病変

11〜4時方向に，強い減衰を伴った低輝度の新生内膜の過増殖を認め，ステントストラットは描出されていない。バルーン拡張後，slow flowとなった。

およびOCT/OFDIでの新生内膜の組織性状所見を参考に決定することが多い。すなわち，造影所見上再狭窄部位がステント外にまで及ぶproliferative typeの場合では，新たなステントの使用を考慮し，再狭窄がステント内のみであれば，バルーン拡張のうえ薬剤コーテッドバルーン（**DCB**）にて薬剤を塗布して終了とすることが多い。ただし，proliferative typeの場合であっても，バルーンによる前拡張後のOCT/OFDIの所見の結果，解離所見が軽度でacute gainが良好であれば，ステントを使用せずにDCBの使用にとどめる。

DCB：drug coated balloon

また，OCT/OFDIでの新生内膜の所見に応じて，使用するバルーンタイプや末梢保護の必要性などを判断している。homogeneous typeを呈する組織は，layered typeやheterogeneous typeと比較して，バルーン拡張反応が不十分であることが多いため，homogeneous typeではカッティングバルーンやスコアリングバルーンを使用したうえで，DCBを使用するほうがよいと思われる（図3）。

一方，layered typeやheterogeneous typeでは，バルーン拡張で内腔のacute gainが得られやすく，これらのタイプにおいては，ステントの拡張不良が再狭窄の原因と考えられる場合は，高圧バルーンで拡張するほうが効果的と考えられる[5]。

ただし再狭窄病変においては，バルーン拡張によってacute gainが得られやすいことが，再々狭窄を減らすことにはつながらず，今後さらなる研究が必要と考えられる。

さらに前述したように，OCT/OFDIの所見上低輝度な新生内膜の中には，neoatherosclerosis（図2）を含んでいることがあり，そのような病変を拡張することで，slow flowを呈することがある。もともとの血管径や，灌流域にもよるが，OCT/OFDIで低輝度を示す再狭窄病変において，その再狭窄部位の組織によってステントストラットが描出されないような所見をびまん性に認める場合は，末梢保護も考慮すべきと考えられる[6]。

中津スタイル ここがコツ

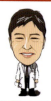

「ステント再狭窄病変に対する治療戦略」

OCT/OFDI上の組織所見およびバルーン拡張によるacute gainの程度によって，ステント内ステント留置を行うか否か判断する。

7 ステントフォロー・ステント再狭窄

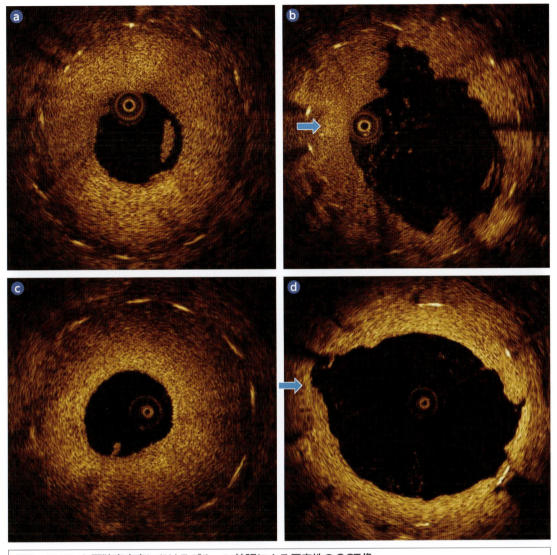

図3 ステント再狭窄病変におけるバルーン拡張による反応性のOCT像

a：3.0mmのステント留置後に，homogeneous patternの再狭窄を呈した症例。
b：図3aと同一症例。3.0mmのスコアリングバルーンで拡張し，lumen areaは1.14mm^{2}から3.71mm^{2}へ拡大した（→）。
c：2.75mmのステント留置後に，layered patternの再狭窄を呈した症例。
d：図3cと同一症例。2.75mmのスコアリングバルーンで拡張し，lumen areaは0.97mm^{2}から4.72mm^{2}へ拡大した（→）。

症例呈示

DES留置後に再狭窄を呈し，治療を行った2症例を呈示する。

■ 症例1

患者：60歳代，男性。

虚血性心筋症の精査目的で冠動脈造影を施行したところ，左冠動脈前下行枝（**LAD**）の近位部に高度狭窄を認め，同部位にResolute™ステント 3.0×22mmを留置した。

10カ月後にフォローアップの冠動脈造影を施行したところ，ステント内にびまん性の再狭窄病変を認めた。

再狭窄部位は，heterogeneousおよびlayered typeのOCT所見を呈しており，同部位をスコアリングバルーンで拡張のうえ，DCBによる拡張を追加し，再狭窄に対するPCIを終了した（図4）。

LAD：left anterior descending

■ 症例2

患者：60歳代，男性。

急性心筋梗塞のため冠動脈造影を施行したところ，右冠動脈の閉塞およびLADに高度狭窄を認めた。右冠動脈へは，左冠動脈の中隔枝から発達した側副血行路を認めており，右冠動脈は慢性完全閉塞病変と考えられた。

左冠動脈の高度狭窄部位に対してPCIを施行し，同部位にXIENCE®ステント 2.75×38mmを留置した。

4カ月後に右冠動脈に対するPCIを施行し，その際に左冠動脈のステント留置部位にproliferative typeの再狭窄病変を認め，初回の治療から5カ月後に再狭窄病変に対するPCIを施行した。

病変部をスコアリングバルーンで拡張したうえで，Ultimaster®ステント 3.0×24mmを，病変部をすべてカバーする形で留置し，再狭窄病変に対するPCIを終了した（図5）。

中津スタイル　ここがコツ

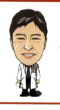

「ステント再狭窄病変の対処法」

proliferative typeでは，バルーンによる拡張効果が小さい場合はステント・イン・ステントで，focal typeではDCBで対処する場合が多い。

7 ステントフォロー・ステント再狭窄

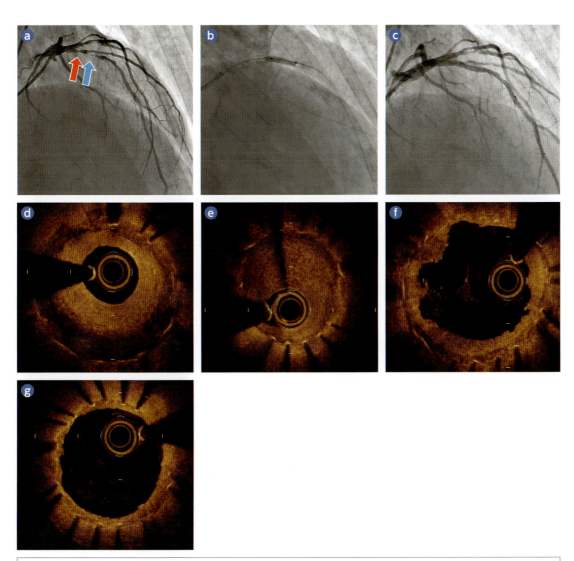

図4 diffuse typeの再狭窄病変に対するPCI

a：治療前の冠動脈造影像。ステント内の近位と遠位の2カ所に再狭窄病変を認める（→・→）。
b：スコアリングバルーンで拡張，バルーンはindentationなく，しっかり拡張している。
c：最終冠動脈造影像。スコアリングバルーンおよびDCBで拡張し，終了した。
d：再狭窄部位（図4a→）のOCT像。layered typeを示している。内腔は1.39mm^2，ステント腔は7.97mm^{2}であった。
e：再狭窄部位（図4a→）のOCT像。heterogeneous typeを示している。内腔は0.80mm^2，ステント腔は4.88mm^{2}であった。
f：再狭窄部位（図4a→）のスコアリングバルーン拡張後の最終OCT像。内腔は5.64mm^2，ステント腔は8.99mm^{2}と拡大している。
g：再狭窄部位（図4a→）のスコアリングバルーン拡張後の最終OCT像。内腔は4.88mm^2，ステント腔は5.94mm^{2}と拡大している。

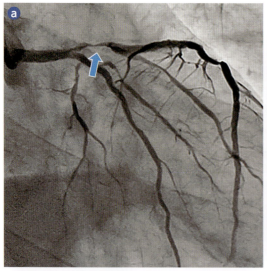
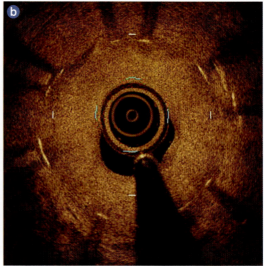
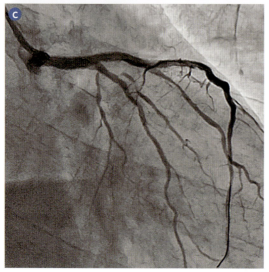

図5 proliferative typeの再狭窄病変に対するPCI

a：治療前の冠動脈造影像。ステント内の近位側から，ステントよりも近位部分にかけて再狭窄部位を認める（→部分はステント内の再狭窄部位）。
b：再狭窄部位（図5a→）のOCT像。homogeneous typeを示している。
c：最終冠動脈造影像。ステント内の再狭窄部位〜左冠動脈主幹部にステントを留置し，良好な拡張を得ている。

文献

1) Inoue T, Shinke T, Otake H, et al : Impact of strut-vessel distance and underlying plaque type on the resolution of acute strut malapposition: serial optimal coherence tomography analysis after everolimus-eluting stent implantation. Int J Cardiovasc Imaging 30 : 857-865, 2014.
2) Kawamori H, Shite J, Shinke T, et al : Natural consequence of post-intervention stent malapposition, thrombus, tissue prolapse, and dissection assessed by optical coherence tomography at mid-term follow-up. Eur Heart J Cardiovasc Imaging 14 : 865-875, 2013.
3) Gonzalo N, Serruys PW, Okamura T, et al : Optical coherence tomography patterns of stent restenosis. Am Heart J 158 : 284-293, 2009.
4) Imanaka T, Fujii K, Hao H, et al : Ex vivo assessment of neointimal characteristics after drug-eluting stent implantation : Optical coherence tomography and histopathology validation study. Int J Cardiol 221 : 1043-1047, 2016.
5) Nagoshi R, Shinke T, Otake H, et al : Qualitative and quantitative assessment of stent restenosis by optical coherence tomography : comparison between drug-eluting and bare-metal stents. Circ J 77 : 652-660, 2013.
6) Sakata K, Namura M, Takagi T, et al : Repeated occurrence of slow flow phenomenon during and late after sirolimus-eluting stent implantation. Heart Vessels 30 : 406-409. 2015.

II OCT/OFDIガイドPCIの実践

8 合併症対策
OCT/OFDIカテーテルがスタックした場合の対処法

柴田浩遵

>> 徹底活用のための **Point**

- 高度屈曲，長病変にステントを留置し，ステント拡張不良が残存している場合に，無理にOCT/OFDIカテーテルを挿入すると，カテーテルがステントに引っかかり，抜けなくなることがある。

▶ 症例呈示

患者：60歳代，男性。労作性狭心症。
左冠動脈回旋枝（**LCX**）の高度狭窄病変に対してPCIを施行した（図1）。
LCX ＃13〜15にまず2.25×33mmのステントを留置し，続いてLCX ＃11〜13，12の分岐部病変を治療した。Medina分類（1, 1, 1）の分岐部病変であり，

LCX：left circumflex

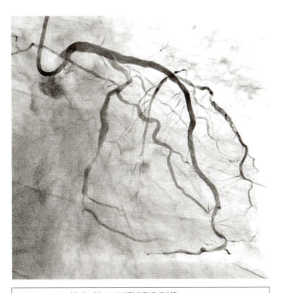

図1　PCI施行前の冠動脈造影像

＃11～12に2.25×18mmのステントを留置した後，＃11～13に3.0×33mmのステントを留置し，culotte stentingとした．kissing balloon technique（KBT）後に病変部の確認のため，＃11～12方向にOFDIカテーテルを挿入したところ，OFDIカテーテルが抜去不能となった．

　右橈骨動脈から6Frのガイディングカテーテルで治療を行っていたため，左橈骨動脈から6Frのガイディングカテーテルをもち込み，ダブルガイドとして，XT-Rガイドワイヤーを＃12にクロスさせた．しかしながら，1.25mmのバルーンは分岐部より通過しなかった．続いて，OFDIカテーテルのコア部分を切って抜去し，0.018インチのガイドワイヤーをOFDIカテーテルの中から入れ込み，抜こうとしたが不能であった（図2）．

　もともと＃11の部分は蛇行しており，この部分が抜去困難につながっている可能性が考えられたため，＃11の部分を3.25mmのバルーンで拡張し，再度XT-Rガイドワイヤーをクロスさせ，1.25mmのバルーンをもち込むと，分岐部を通過させることができた（図3）．さらに2.0mmのバルーンでステント末梢，OFDIカテーテル末端部からすべて拡張を加えたところ，OFDIカテーテルの抜去に成功した．

　その後KBTを行い，＃11のステント変形部を高圧拡張し，最終的には良好な血流と良好なステントの拡張を確認し，終了とした（図4）．

　OFDIカテーテルが抜去困難になるケースとしては，本症例のような蛇行症例で，ステント拡張不良例であることが多く，注意が必要である．

　もし抜去困難となったとしても強引に抜こうとせず，まず第一に，もう1本ワイヤーを入れて，スタックしている部分をバルーンで拡張させることをお勧めする．

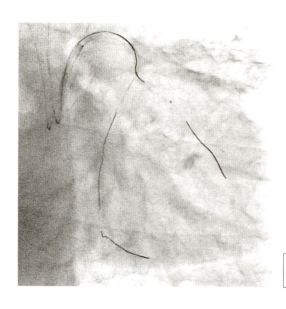

図2　＃11～13，＃11～12にculotte stenting後，OFDIカテーテルが抜去不能となった

8 合併症対策:OCT/OFDIカテーテルがスタックした場合の対処法

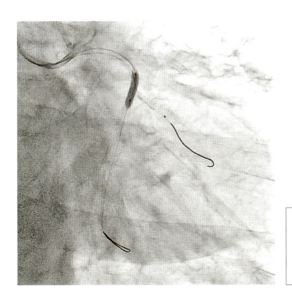

図3 分岐部を3.25mmにてバルーニングした後,XT-Rガイドワイヤーにて#12のOFDIカテーテルの脇を通過させることができた。OFDIカテーテルの脇を2mmバルーンで拡張し,OFDIカテーテルを抜去することができた

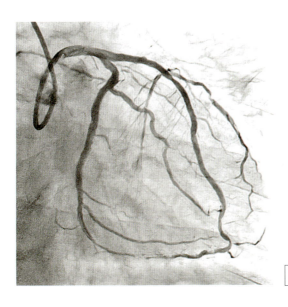

図4 OFDIカテーテル抜去後の最終造影像

中津スタイル ここがコツ

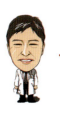

「OCT/OFDIカテーテルの抜去のコツ」

　OCT/OFDIカテーテルを抜去する際に少しでも抵抗があれば,無理に引かずに押し引きを繰り返す。それでも抜けない場合は,もう1本ガイドワイヤーを挿入し,引っかかっている部分をバルーン拡張すれば,大抵抜去できる。

　状況によっては,OCT/OFDIカテーテルのレンズカテーテルを抜去し0.018インチ ガイドワイヤーを挿入したり,カテーテル近位側を切断し,エクステンションカテーテルを挿入するなどをして対処する。

9 Appendix

Ⅱ OCT/OFDI ガイド PCI の実践

志手淳也

画像資料

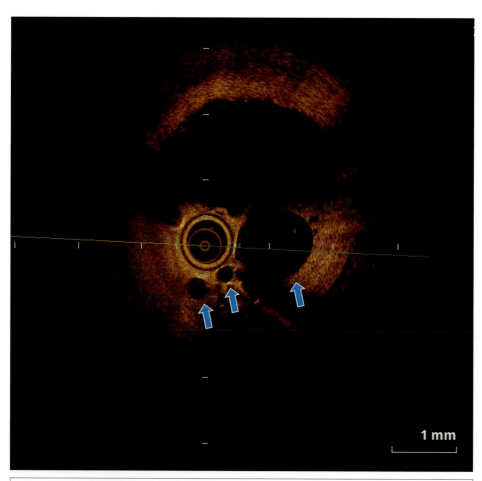

図1 OCT にて同定された，冠動脈内エアー像
円形の低輝度像が多数認められた（→）。

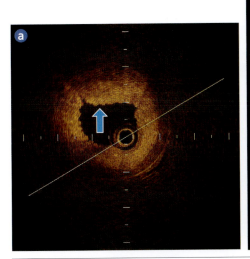
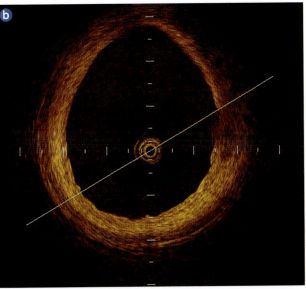

図2 冠動脈攣縮時のOCT画像
a：冠動脈攣縮時。著明な内腔の縮小と内膜のしわ（→）が認められた。
b：ニトログリセリン冠動脈内注入後。

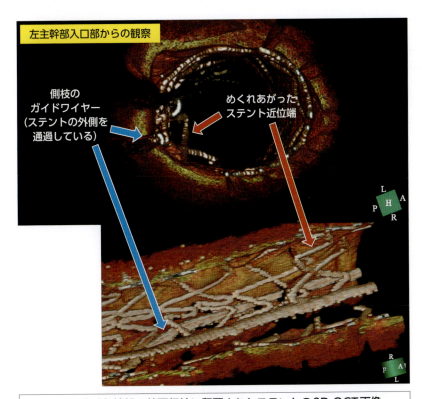

図3 左冠動脈主幹部〜前下行枝に留置されたステントの3D-OCT画像
ステント近位端はマルアポジションであったため，ガイドワイヤーの側枝へのリクロス時にガイドワイヤーがステントの外側を通過していた（→）。また，ガイディングカテーテルによる圧排のため，ステント近位側がめくれ上がっていた（→）。

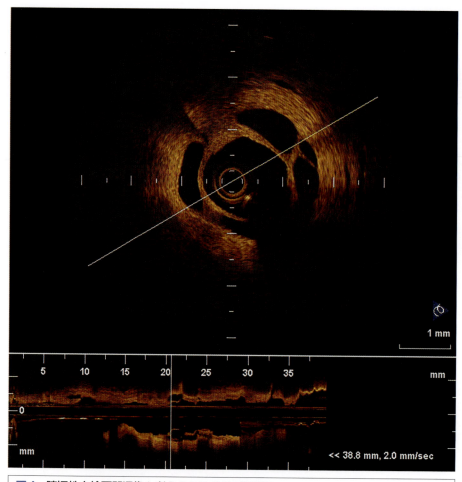

図4 陳旧性血栓再開通像と考えられるOCT蓮根像

陳旧性心筋梗塞の責任部位に，冠動脈造影上hazinessが認められた。ガイドワイヤーの再疎通が困難であったが，XT-Rガイドワイヤーにて通過した。OCTでは，多孔性の陳旧性血栓と考えられた。側枝が別の孔から分枝していたため，カッティングバルーンで隔壁を裂開させて，ステントを留置した。

9 Appendix

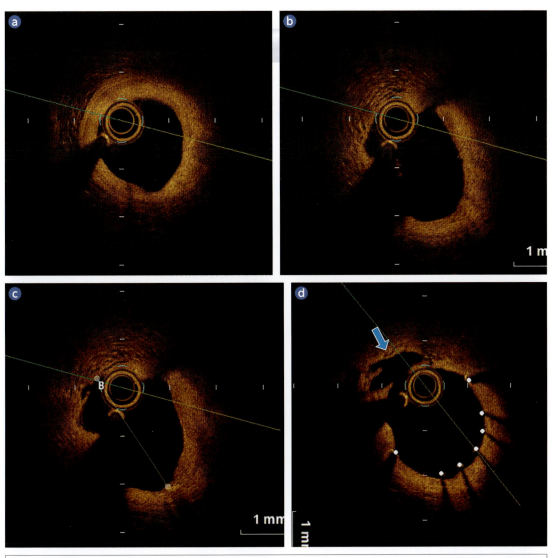

図5 左冠動脈前下行枝において，石灰化，屈曲病変にロータブレータを施行した1例（冠動脈切迫破裂像）

a：ロータブレータ施行前。
b, c：1.75mmロータブレータ施行後，OCTカテーテル近傍で外膜の欠如が認められる。
d：ステント外側で冠動脈の破綻が認められる（→）。

1.75mmのロータブレータバーにて切除したところ，石灰化部より末梢部にて，OCTカテーテル近傍で血管壁の欠如が認められた。ロータブレータバーによるバイアスのかかった切除によるものと考えられた。ステント留置により冠動脈裂開，出血が危惧されたため，カバードステント準備の下，低圧でステントを留置した。OCT上ステント外に冠動脈裂開像が認められたが，幸い造影上出血なく終了できた。

新たなOPTIS™ OCT Imaging システム AptiVue™ソフトウェアの開発

　2019年アボット社は，OPTIS™ OCT Imagingシステムのさらなる機能拡張のためAptiVue™ソフトウェア（以下，AptiVueと表記）を開発した。本ソフトウェアでは，ステントエクスパンション自動評価機能の追加，ならびに3D再構築画像表示時のステントストラット描出機能が向上され，より明瞭な画像が描出されることになった。

■ステントエクスパンション自動評価機能

　AptiVueのステントエクスパンション自動評価機能は，テーパーリファレンスモードとデュアルリファレンスモードの2つの計測モードが選択可能となっている。

①テーパーリファレンスモード（図6）

◆ proximalとdistalのリファレンスフレームをベースに全フレームごとにActual Stent Areaと理論上算出された理想血管内腔面積の比（EXP％）が自動算出され，表示される。

◆ 直径1.5mm以上の側枝が認識されない場合は，理想血管内腔面積はproximalからdistalのリファレンス間で血管がテーパリングしていると認識され，算出される。

◆ 直径1.5mm以上の側枝が認識された場合は，HK Modelに則って本管の理想血管内腔面積と側枝入口部面積を加味して，分岐後の理想血管内腔面積が算出される。

◆ 理論上の理想血管内腔面積に対する拡張閾値（80～100％の範囲で設定可能）を設定することが可能で，設定された拡張閾値に満たないセグメントは自動検出されカラー表示される。

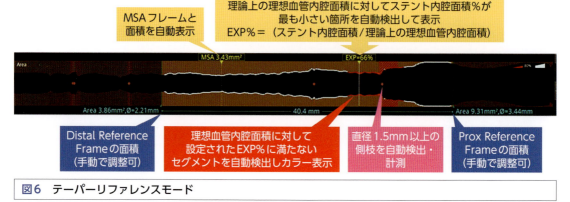

図6　テーパーリファレンスモード

（アボット社提供）

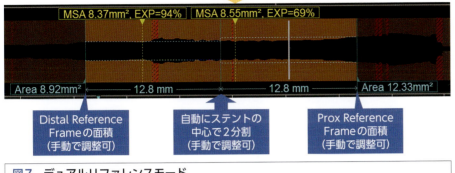

図7 デュアルリファレンスモード

(アボット社提供)

②デュアルリファレンスモード（図7）
◆ ILUMIEN Ⅲ/Ⅳスタディプロトコールに基づいて設定された，ステントエクスパンションの評価指標。
◆ ステント留置部位を自動認識し，自動的に中心点で2分割（マニュアルで調整可能）して，それぞれのセグメントのステントエクスパンションを評価するモード。
◆ 2分割されたステントのMSAをdistalとproximalリファレンスの平均面積で割って算出された，それぞれのステントエクスパンション指標（EXP%）を自動的に算出し，Lumen Profile上に表示される。

③Stent Expansionのモード切替・使い分け（図8）
◆ 症例に合わせてモードの変更が可能（Setupメニューより）。
◆ "Dual Reference"はILUMIEN Ⅲ/Ⅳのプロトコルと一貫していて実績のある方法。
◆ ステント留置後にエクスパンションインジケーター表示を確認したい場合や側枝の多いロングリージョンは，"Tapered Reference"の強みが発揮される。

中津スタイル　ここがコツ

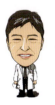

　当院では，テーパーリファレンスモードを主に選択し，赤色部分で表示されたステント拡張不良部分を中心に，後拡張を行い，なるべくすべてのステント部位で赤色が消失するように努力している。ただし，偏心性プラークや高度石灰化部位などでは，後拡張にても完全な拡張は不可能であり，また過度の後拡張は冠破裂の危険性を伴うので，注意が必要である。

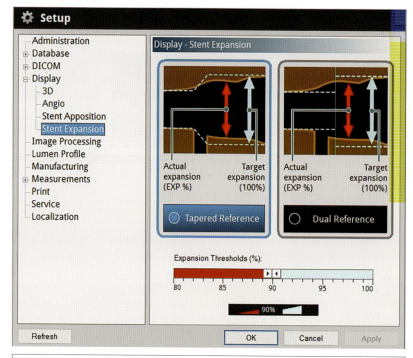

図8 Stent Expansionのモード切替・使い分け

(アボット社提供)

■ 3D表示のStent rendering描出が向上（図9）

3D Bifurcation Modeでより鮮明にステントストラットが描出できるように，アルゴリズムの改良が加えられた。

■ 分岐部におけるセカンドガイドワイヤーの認識向上（図10）

分岐部での2本目の側枝ワイヤーの描出能力を高め，ガイドワイヤー走行がより鮮明に表示されるようにアルゴリズムの改良が加えられた。

改良された本機能により，分岐部でのステント形態，ガイドワイヤーのリクロスポイントがより正確に判断できるようになってきている。しかし，まだ誤表示の場合があるため，やはり一度ガイドワイヤー強調画像を外して，生画像を併用してリクロスポイントを判断することをお勧めする。

9 Appendix

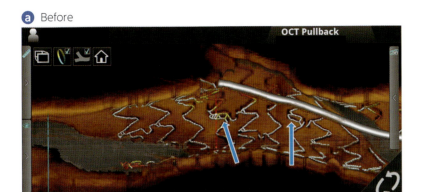

図9 3D表示のStentrendering描出が向上

ソフトウェアの改善により，ステントリンクが明瞭に描出されている（→）。

（アボット社提供）

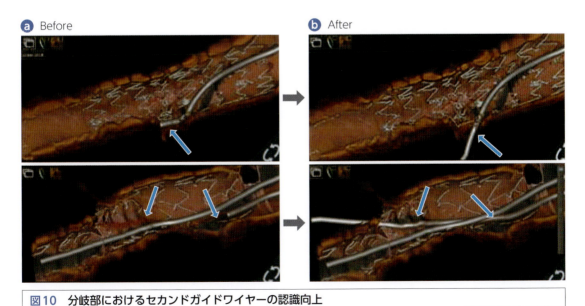

図10 分岐部におけるセカンドガイドワイヤーの認識向上

ガイドワイヤーの誤表示が改善されている（→）。

（アボット社提供）

索 引

あ

アンギオ同期機能 …………………… 14, 19, 74
インジェクションスピード ………………… 35

か

ガイドエクステンション ………………… 42
急性冠症候群 …………………………… 3, 120
記録レビュー画面 ………………………… 46

さ

最小ステント面積 ……………………… 58, 102
三方活栓 ……………………………… 26, 27, 41
脂質性プラーク …………………………… 61, 74
縦断面補正表示 …………………………… 19
新生アテローム性動脈硬化 …………… 69, 129
新生内膜 ……………………………… 129, 130, 132
ステントエクスパンション自動評価機能 …… 144
ステントエッジの解離 …………………… 62
ステントオーバーラップ ………… 107, 108, 110
ステント拡張不良 ………………………… 61
ステント再狭窄 …………………………… 3
　── 病変 ………………………… 130, 132, 134
ステントマルアポジション …………… 65, 69
ステントレスストラテジー ……………… 111
石灰化病変 ……………………………… 2, 92
線維性プラーク ………………………… 61, 74, 116
穿孔 ……………………………………… 97
造影剤使用量 …………………………… 32, 44
側枝閉塞 ………………………………… 75

た

ダブルルーメンカテーテル ……………… 80
長病変 …………………………………… 3, 107
通常病変 ………………………………… 4
低分子デキストランLによるフラッシュ …… 39
テストフラッシュ ………………………… 35
ドライブモータ・光学コントローラ ………… 26

な

内腔径 …………………………………… 60, 77
二画面表示機能 ………………………… 21

は

左冠動脈回旋枝 ……………… 35, 56, 114, 137
左冠動脈主幹部 ………… 37, 88, 100, 114, 125
左冠動脈前下行枝 ……………… 65, 83, 100
菲薄化した線維性被膜 …………………… 70
プラーク性状 ………………… 60, 74, 123
プルバック ……………………………… 39
分岐部病変 …………………………… 2, 74, 137
ベアメタルステント ……………………… 61, 111
ヘパリン加生理食塩水 …………………… 26
偏心性石灰化プラーク …………………… 61

ま

末梢保護デバイス ……………………… 70, 123
右冠動脈 ………………………………… 35, 116
モータードライブユニット ……………… 29

や

薬剤コーテッドバルーン ……………… 111, 132
薬剤溶出性ステント ……………………… 61, 88

ら

ロータブレータ ……………… 97, 100, 101, 103
　── バー ………………… 97, 101, 102, 103
ローテーター付き耐圧三方活栓 …………… 40, 41

A

Angio Co-Registration 14, 19
Apposition Indicator 14
AptiVue™ ソフトウェア 144

B

balloon push 法 81

C

calcified nodule 93
Carpet view mode 77
Crusade 80

F

Flythrough mode 77, 78

J

just stenting 83

K

kissing balloon technique 65, 77, 138

L

Lumen Profile Display 12

N

neoatherosclerosis 69, 129, 132
no-reflow 69

P

Patient Summary 46
plaque rupture 3, 120

R

Resolute™ ステント 134

S

SASUKE 80
slow flow/no-reflow 97
Stent Display 14
ST 上昇型心筋梗塞 115, 120
SYNERGY™ ステント 62

U

Ultimaster® ステント 65, 89, 134

V

Vessel view mode 77
vulnerable plaque 120, 123

W

wedge 42, 44

X

XIENCE® ステント 58, 88, 103, 110, 134
XT-R ガイドワイヤー 138

数字

3D Bifurcation Mode 17, 77
3D Navigation Mode 19, 77
3D 画像再構築機能 24

大阪府済生会中津病院 編
PCIで使い倒す　OCT/OFDI徹底活用術

2019年3月20日　第1版第1刷発行
2019年4月1日　　　　第2刷発行

- 編　集　志手淳也　して　じゅんや
- 発行者　三澤　岳
- 発行所　株式会社メジカルビュー社
  〒162-0845 東京都新宿区市谷本村町2-30
  電話　03(5228)2050(代表)
  ホームページ http://www.medicalview.co.jp/

  営業部　FAX　03(5228)2059
  　　　　E-mail　eigyo@medicalview.co.jp

  編集部　FAX　03(5228)2062
  　　　　E-mail　ed@medicalview.co.jp

- 印刷所　シナノ印刷株式会社

ISBN 978-4-7583-1950-8　C3047

©MEDICAL VIEW, 2019. Printed in Japan

- 本書に掲載された著作物の複写・複製・転載・翻訳・データベースへの取り込みおよび送信（送信可能化権を含む）・上映・譲渡に関する許諾権は，(株)メジカルビュー社が保有しています。

- JCOPY 〈出版者著作権管理機構 委託出版物〉
  本書の無断複製は著作権法上での例外を除き禁じられています。複製される場合は，そのつど事前に，出版者著作権管理機構（電話 03-5244-5088, FAX 03-5244-5089 e-mail：info@jcopy.or.jp）の許諾を得てください。

- 本書をコピー，スキャン，デジタルデータ化するなどの複製を無許諾で行う行為は，著作権法上での限られた例外（「私的使用のための複製」など）を除き禁じられています。大学，病院，企業などにおいて，研究活動，診察を含み業務上使用する目的で上記の行為を行うことは私的使用には該当せず違法です。また私的使用のためであっても，代行業者等の第三者に依頼して上記の行為を行うことは違法となります。